国家标准化管理委员会公益性行业科研专项课题（编号：200810450）

糖尿病中医防治标准（草案）

国家标准化管理委员会公益性行业科研专项课题课题组

全小林　主 编

科 学 出 版 社

北 京

内 容 简 介

本书对糖尿病及其各种并发症的定义、诊断标准及处理原则等进行了系统阐述，为医生能迅速处理并解答病人提出的各种问题提供了方便，有助于基层医务人员及糖尿病人对相关知识的学习。在编写过程中，采用“证据、共识、临床验证”相结合的方法，来确定标准中的条文与条款。对文献资料进行评价所得出的证据等级，仅作为依据之一，名老中医评审与权威专家的共识也是重要参考依据，以临床验证的结果作为检验条款的重要依据，并根据临床验证的反馈结果进行补充、修改或完善。全书突出中医特色，展示了中医药在糖尿病领域的最新研究成果。

本书适用于初涉临床及长期从事临床一线的中医工作者，对于致力于中医糖尿病研究领域的临床工作者亦有很大帮助。

图书在版编目（CIP）数据

糖尿病中医防治标准：草案 / 仝小林主编.—北京：科学出版社，2014.10
ISBN 978-7-03-042015-2
Ⅰ.糖…　Ⅱ.仝…　Ⅲ.糖尿病-中医治疗法　Ⅳ. R259.871
中国版本图书馆CIP数据核字（2014）第224279号

责任编辑：陈　伟　曹丽英 / 责任校对：彭　涛
责任印制：李　彤 / 封面设计：范璧合

科学出版社 出版
北京东黄城根北街16号
邮政编码：100717
http://www.sciencep.com
北京盛通商印快线网络科技有限公司 印刷
科学出版社发行　各地新华书店经销
*
2014年9月第　一　版　开本：850×1168　1/16
2022年9月第八次印刷　印张：8 3/4
字数：148 000
定价：39.80元
(如有印装质量问题，我社负责调换)

编　委　会

前　言

《WHO 西太区传统医学名词术语标准》在全球发布曾经是 2007 年中国中医药十大新闻之一。近 10 年来，世界卫生组织加紧了传统医学标准化建设工作。WHO 西太区已经与我国联合完成了中医针灸穴位、传统医学名词术语等标准化工作。我国的中医标准化工作引起日本、韩国等亚太国家的广泛关注。

我国政府十分重视中医药标准化工作。“中医药技术标准示范研究”列入国家“十一五”科技支撑计划重点项目，着重解决中医技术标准类目、中医标准制修订共性技术、中医基础标准示范、中医药国际标准示范、中医药标准国际化信息平台及支撑服务体系等六个方面关键问题。而在疾病诊疗方面，西医的一部分疾病如传染病、地方病已经有了国家标准，例如《GB15994-1995 流行性感冒诊断标准及处理原则》、《GB15990-1995 乙型病毒性肝炎的诊断标准及处理原则》、《GB15998-1995 百日咳诊断标准及处理原则》等，但中医疾病控制标准尚属空白。

我们承担的《糖尿病中医防治标准》研究是国家标准化管理委员会承担的国家财政部、科技部公益性行业科研专项课题（课题编号：200810450），属于中医诊疗技术标准示范研究范畴，旨在中华中医药学会糖尿病分会 2007 年制定发布的《糖尿病中医防治指南》的基础上，研究、整合、优化以往中医糖尿病标准化成果，结合临床实际，建立能够被同行普遍认可的糖尿病中医诊疗标准，再按照国家标准化工作研究流程，逐渐达到国家标准的要求，进入国家标准疾病控制类标准系列，最终成为国际糖尿病中医诊疗标准。按照课题任务书要求，最终出版《糖尿病中医防治标准（草案）》作为标志性成果。

一、国际有关糖尿病标准发展情况

针对糖尿病的高发病率，糖尿病防治研究已成为国际重大卫生问题，得到 WHO 和各国政府的广泛重视。目前，国际上颁布的有关糖尿病的临床实践指南较多，但都是定期发布、出版的一些疾病指南。应用最广泛的是国际糖尿病联盟（IDF），组织全球专家编写出版的《2 型糖尿病实用目标和治疗》，已修改出版至第六版。最具权威性糖尿病指南是美国糖尿病协会（ADA）定期发布的糖尿病“临床实践建议”也是糖尿病临床指南，每年集体更新一次。ADA 于 2001 年根据循证医学原则，建立了指南的证据分级系统，对编写指南时所审阅的文献证据，按科学水平高低分为 A、B、C、D 四级，使指南更具权威性。其次，有代表性的定期制定糖尿病指南或专家共识的学术组织为欧洲糖尿病研究学会（EASD），以及泛美卫生组织（PAHO）、国际胰岛素基金会（IIF）、国际肾病协会（ISN）、糖尿病足国际工作组（IWGDF）、国际肥胖研究学会（IASO）、澳大利亚治疗指南有限公司等机构。

二、国内有关糖尿病标准发展情况

国内目前没有糖尿病诊疗标准，制定了 6 个诊疗指南。20 世纪 80 年代末 90 年代初糖尿病在我国迅速流行，1995 年国家卫生部《1996～2000 年国家糖尿病防治规划纲要》（以后称“九五”国家糖尿病防治纲要）问世后，2000 年我国著名糖尿病专家钱荣立教授，组织中华医学会糖尿病分会专家编写出版了中国第一个糖尿病临床指南——《糖尿病临床指南》，对我国糖尿病的防治工作起到了积极的推动作用。2003 年针对中国社区糖尿病防控实践，中华人民共和国卫生部全科医学培训中心组织制定了社区《糖尿病防治指南》。2004 年中华医学会糖尿病分会修订出版了《中国糖尿病防治指南》。2007 年中华医学会糖尿病分会修订出版了《中国 2 型糖尿病防治指南》。2010 年中华医学会糖尿病分会修订出版了《中国 2 型糖尿病防治指南 2010 版》。2013 年中华医学会糖尿病分会再次修订出版了《中国 2 型糖尿病防治指南 2013 版》。

三、中医糖尿病指南及规范发展情况

我国是世界上认识糖尿病最早的国家之一。经过两千多年的临床实践，中医学在糖尿病防治方面积累了丰富的经验。为更好发挥中医药防治糖尿病的特色和优势，根据中医、中西医结合防治糖尿病及其并发症的理论与实践，2004 年中国中西医结合学会糖尿病专业委员会组织制定了《中西医结合糖尿病诊疗标准》，2007 年国家中医药管理局和中华中医药学会组织制定、发布了《糖尿病中医防治指南》。2007 年北京市中医药管理局组织编写的《北京地区中医常见病证诊疗常规》中有“糖尿病”专题。2008 年中国国家中医药管理局联合中华中医药学会编写、发布的《中医内科常见病临床诊疗指南》有“消渴”部分。以上的工作积累，为完成本诊疗标准的研究奠定了基础。

四、《糖尿病中医防治标准》研究

（一）研究方法和过程

本标准研究编制工作基于 2007 年版《糖尿病中医防治指南》的推广和验证工

作，将已有中医国家标准（术语、诊断、治则治法、方剂、疗效评价等现行标准）应用于编写过程。在文献和临床证据的基础上，应用国家标准编制工具，在国家标准委员会专家组的指导下，确定本标准制定流程和方法，拟定统一使用的《糖尿病中医防治标准编制体例》，成立核心编写小组和专家咨询委员会，采用行业内专家共识的方式形成初稿，之后经过 7 次行业内及行业外相关专家评审，最后经过名老中医及国医大师评审，共历时近 4 年时间，最终形成目前的《糖尿病中医防治标准》草案。因此，我们认为本研究工作意义重大，难度也大，但毕竟不是重头来，而是以自身的学术为主体，注意整合既往成果和相关资源，所形成的标准可以"被认可，能推广，立得住"。前期制定、颁布的《糖尿病中医防治指南》是本标准制定的重要基础。这次研究主要按照技术标准的制定流程，突出实用性、可操作性，做到"医生能用，研究者能用，管理者能认可，患者适用"。

（二）研究内容

《糖尿病中医防治标准》草案共包括糖尿病及糖尿病前期、糖尿病肾病、糖尿病视网膜病变、糖尿病周围神经病变、糖尿病勃起功能障碍、糖尿病泌汗异常、糖尿病神经源性膀胱、糖尿病胃肠病、糖尿病合并心脏病、糖尿病合并脑血管病、糖尿病足、代谢综合征、糖尿病合并骨质疏松、糖尿病合并皮肤病等 15 个部分。每个部分包括适用范围、引用标准、术语和定义、诊断标准及处理原则五个条目，其中处理原则为每个部分的重点，包括基础治疗（饮食、运动、心理），辨证论治，其他疗法（中成药、针灸）和西医治疗原则等。

（三）与以往《糖尿病中医防治指南》的不同点

1. 术语标准化

《中医病证分类与代码》、《中医临床诊疗术语》是我国已经颁布并实施了 10 余年的国家标准，《糖尿病中医防治标准》中的中医术语均以这两部国家标准作为基本起草工具，辅以参考《WHO 西太区传统医学名词术语国际标准》等编写。病名与定义均根据糖尿病领域的权威组织——国际糖尿病联盟（IDF）和美国糖尿病协会（ADA）所发布的出版物，以及参考糖尿病领域的权威著作《Joslin 糖尿病学》拟定，并通过专家的讨论，达成共识。

2. 加入循证医学证据

中医是以实践为特色的经验医学，即使在循证医学高速发展的今天，中医药仍缺乏高质量的临床试验证据。《糖尿病中医防治标准》编写过程中，采用"证据、共识、临床验证”相结合的方法，来确定标准中的条文与条款。对文献资料进行评价所得出的证据等级，仅作为依据之一，名老中医评审与权威专家的共识也是重要参考依据，临床疗效才是中医临床技术标准的核心目标，故临床验证的结果是检验条款的重要依据，并根据临床验证的反馈结果进行补充、修改或完善，从而形成标准中的条文与条款内容。

以糖尿病部分为例，在《糖尿病中医防治指南》中糖尿病中医分型的基础上，通过对 5465 例社区人群糖尿病流行病学调查，对其中 2581 例肥胖 2 型糖尿病中医证候分析，得出其主要证型包括肝胃郁热证、胃肠实热证、气滞痰阻证、脾虚痰湿证，将其中的主要证型肝胃郁热证及胃肠实热证应用中药治疗，确诊了中药在降低血糖、糖化血红蛋白、血脂等方面的疗效，该研究分别荣获 2009 年、2011 年国家科技进步奖二等奖。将得到临床验证的相应证型、方剂经临床再验证后，对《糖尿病中医防治标准》进行补充和完善。

3. 突出适用性及普及性

自 2007 年发布《糖尿病中医防治指南》后，采取学会年会及学术宣讲的方式，在北京、天津、洛阳、长春、石家庄等多地对基层中医师完成了推广应用，配套出版《糖尿病中医防治指南解读》以协助医师理解应用。在推广应用中，将医师的问题反馈整理，作为修订《指南》的部分依据。整个过程突出适用性和可操作性。

与此同时，通过“中医中药中国行”全国“基层医生糖尿病中医药培训”的形式，预计在全国 12 个省，共 100 个县市的基层医生对已形成的《糖尿病中医防治指南》进行推广应用，目前已推广约 58 个县市，共 9029 人，每次培训均为中华中医药学会糖尿病分会委员进行宣讲。

此外，在今后的工作中，广安门医院作为第一批国家中医药管理局中医药标准研究推广试点建设单位，在承担任务后，将《糖尿病中医防治标准草案》在本院及相关制定单位及协作单位进行应用推广，并及时发现问题进行反馈总结，以开展下一轮修订。

4. 得到行业专家认可

本标准编写基于文献和临床证据的基础上，采用行业内专家共识的方式形成初稿，在初稿的形成过程中，经过行业内大部分专家认可、修改。编写委员会成员涵盖中华中医药学会糖尿病分会、中国中西医结合学会内分泌专业委员会、世界中医药学会联合会糖尿病学会、中华中医药学会络病分会、眼科分会、中国中西医结合学会男科专业委员会等多个学会的主任委员、副主任委员等。之后经过 7

次行业内及行业外相关专家评审，最后经过国医大师路志正、唐由之、周仲瑛、朱良春、李济仁，以及名老中医吕靖中、栗德林、南征等专家的评审，综合全国行业内外顶级专家的意见修订而成。

《糖尿病中医防治标准》草案是课题组 106 位专家，历时 6 年的研究成果。但中医学博大精深，各家学说异彩纷呈，限于统一体例和普实性编制原则，我们遗憾地割舍了很多专家的宝贵经验和独具特色的诊疗技术，在此深表歉意！对本草案中的缺陷和错误之处，也恳请读者批评指正。

国家标准化管理委员会公益性行业科研专项
《糖尿病中医防治标准》课题组组长 仝小林
2014 年元月 26 日

目　录

引　言

糖尿病（DM）属于中医“脾瘅”、“消渴病”等范畴。

“消渴”是从《黄帝内经》时代就明确提出的，其特征是因“渴”而“消”。它所涉及的疾病范围，不单是糖尿病，可能还包括了甲状腺功能亢进和尿崩症等。“消渴病”是由唐代的甄立言提出来的，它的特点是“尿甜”。但无论古代或近代中医在临证时都主要是根据“消渴”的症状来辨证论治而不是依据“尿甜”。所以，“消渴”和“消渴病”在临床实际操作层面上是一致的，都是糖尿病中症状表现比较典型的那一部分。而现代糖尿病，有两个80%值得注意：80%以上患者肥胖；80%以上患者没有明显的“三多一少”，也就是说，没有明显的“消渴”，这和过去有很大不同。“消渴”和糖尿病之间有交叉，也有区别。所以，“消渴病”不能和糖尿病划等号。

仝小林教授在多年理论与临床实践的基础上将肥胖 2 型糖尿病分为实胖和虚胖，认为早期虽无明显的“三多一少”症状，但其临床症状可归结为“郁”，而“郁”的病理因素各不相同。DM 为食、郁、痰、湿、热、瘀交织为患。其病机演变基本按郁、热、虚、损四个阶段发展。

“郁”的阶段代表疾病的早期。肥胖 2 型糖尿病多是由于饮食不节或过食肥甘而致食郁，食郁中焦有碍脾胃升降，脾主运化，肝主疏泄，脾胃气滞，肝疏泄不及形成肝脾气郁，郁久化热；肝脾气郁，中焦气滞，气机升降受阻，水液代谢失常，运化不健，则水湿不化，津液不布，为湿为痰；肝失疏泄，气机不畅，血行艰涩受阻，也可为痰为湿。故以食郁为先导，形成食、气、痰、湿、热、血六郁。实胖型患者的病机多是以食郁为先导的六郁，且六郁相兼为病；虚胖型患者其病机以脾虚胃郁为根本；而瘦型患者其病机多是以肝郁为主。把“郁”做为糖尿病前期的主要病机特征也符合糖尿病的发病特点，这一阶段相当于糖耐量受损期，以胰岛素抵抗为主，胰岛分泌尚可代偿。多数患者没有明显的消渴症状，但多有多食少动的生活习惯，体重多超重。治疗上多以基础治疗为主，即改变不良的饮食及生活习惯，采取适当运动锻炼，有效的强化生活方式干预能大大减少个体发生 2 型糖尿病的危险。

“热”的阶段代表疾病的发生。郁久化热，究其脏腑不外胃热、肝热，亦可兼肺热、肠热，表现为消谷善饥（胃热）、易怒口苦（肝热）、大渴引饮（肺热）、便秘（肠热）。此期虽可耗气伤阴，有气阴不足的表现，但决非矛盾的主要方面，所以治疗上应本着气由热损、津由热耗的思想，以大力清热为法，少佐养阴生津之味，热清而气阴自复。肝胃郁热证在这一阶段最为常见，患者多有形体肥胖、面红、口苦口干、大便干结、舌红苔黄等表现，治法上以清泻肝胃郁热为主。

“虚”的阶段代表疾病的发展。这一期是临床最常见的阶段，病机也最为复杂。燥热既久，壮火食气，燥热伤阴，气阴两伤为始，进而阴损及阳，阴阳两虚。这一阶段虽以各种不足为其矛盾主要方面，表现为肺胃津伤、肺脾气虚、气阴两虚、肝肾阴虚、脾肾阳虚等多种证型，但多虚实夹杂，可夹热、夹痰、夹湿、夹瘀等。燥热伤阴，火因水竭而益烈，水因火烈而益干，故肺胃肝肾阴虚多与肺燥胃热俱现；水谷精微不归正化，注于脉中，成痰成浊；由脾运不健渐致脾气亏虚，水饮失运，聚而生湿；瘀则贯穿疾病始终，气郁气滞可以致瘀，燥热内灼可以致瘀，津亏可以致瘀，阴虚可以致瘀，气虚可以致瘀，阳虚寒凝也可致瘀，临床患者多首先表现为舌下静脉的瘀滞，甚至瘀点、瘀斑。这些热、痰、湿、瘀既是糖尿病的病理产物，也是促使糖尿病进一步发展的重要因素，可以说这一期是糖尿病的极期，临床常表现为虚实夹杂，治疗尤须着力辨清主次，当虚实两顾，灵活用药。

“损”的阶段代表疾病的终末。这一阶段相当于糖尿病的慢性并发症期，或因虚极而脏腑受损，或因久病入络，络瘀脉损而成，结合糖尿病的现代研究，这一时期的根本在于络损（微血管病变）、脉损（大血管病变），以此为基础导致脏腑器官的损伤。其病机多从气血津精亏损，脏腑功能衰败立论。自祝谌予提出糖尿病的瘀血病机，吕仁和教授提出糖尿病肾病的微型癥瘕学说，瘀血病机已经成为糖尿病中医研究的重要方面。瘀血内阻，使脏腑器官功能失调，机体正气益虚，体内各种代谢失衡，从而促进糖尿病各种并发症的发生发展。糖尿病随着病情发展，致瘀因素越来越多，瘀血越来越重，因此只有在尽可能消除各种致瘀因素的基础上（或益气，或滋阴，或温阳，或清热），加用虫类活血通络之品才是有效的办法。总之，这一阶段之关键是要抓住瘀血病机，把握络瘀脉损的病理改变，同时结合各种慢性并发症自身的特点灵活辨治。

“郁、热、虚、损”四个阶段，因郁而热，热耗而虚，由虚及损，希望能为糖尿病的中医临床提供一条辨治思路，但还需灵活把握辨证施治的原则，视虚实之轻重，权衡补虚与泻实。辨证必须首先分清目前疾病主要处在哪个阶段，向哪个阶段发展，然后标本兼治，既病防变，未病先治。糖尿病自身的病理特点决定了络瘀贯穿病程的始终，所以不能到了损的阶段，络瘀已著，才开始活血通络，应从早期即开始应用活血通络的治法，对于减轻高血糖的损伤，延缓并发症的出现，具有较高的临床价值。

第1部分　糖尿病前期

1　范围

本部分规定了糖尿病前期的诊断、辨证和治疗。
本部分适用于糖尿病前期的诊断和治疗。

2　术语和定义

下列术语和定义适用于本部分。

2.1　糖尿病前期　pre-diabetes

糖尿病前期是指由血糖调节正常发展为糖调节受损（IGR，impaired glucose regulation），血糖升高但尚未达到糖尿病诊断标准。包括空腹血糖受损（IFG, impaired fasting glucose）、糖耐量受损（IGT, impaired glucose tolerance），二者可单独或合并出现。糖尿病前期属于中医“脾瘅”等范畴。

2.2　脾瘅　spleen-heat

“脾瘅”一词出于《素问·奇病论》，是病证名，指过食肥甘厚味而致湿热内生，蕴结于脾的一种病证。其主症为口甘，肥胖，舌苔厚腻，口吐浊唾涎沫。此外尚可见口中黏腻不爽、胸闷脘痞、不思饮食等症状。脾瘅进一步发展可转为消渴病，很类似于现代医学糖尿病前期。

3　诊断

3.1　临床表现

3.1.1　症状

糖尿病前期一般临床症状不典型，可表现为食欲亢盛，腹部增大，腹胀，倦怠乏力等，多数患者在健康体检或因其他疾病检查时发现。

3.1.2　体征

糖尿病前期多形体肥胖或超重，可表现为腰臀围比和体质指数异常升高，其他体征不明显。

3.2 理化检查

3.2.1 IFG

空腹静脉血浆血糖≥5.6mmol/L（100mg/dl）且＜7.0mmol/L（126mg/dl）；及负荷后 2 小时静脉血浆血糖＜7.8mmol/L（140mg/dl）。

3.2.2 IGT

负荷后 2 小时静脉血浆血糖≥7.8mmol/L（140mg/dl），且＜11.1mmol/L（200mg/dl），且空腹静脉血浆血糖＜7.0mmol/L（126mg/dl）。

3.2.3 OGTT

糖尿病前期人群均需进行 OGTT（参见附录 A）。

4 辨证

4.1 中土（脾胃）壅滞证

腹型肥胖，脘腹胀满，嗳气、矢气频频，得嗳气、矢气后胀满缓解，大便量多，舌质淡红，舌体胖大，苔白厚，脉滑。

4.2 肝郁气滞证

情绪抑郁，喜太息，遇事易紧张，胁肋胀满，舌淡苔薄白，脉弦。

4.3 脾虚痰湿证

形体肥胖，腹部增大，或见倦怠乏力，纳呆便溏，口淡无味或黏腻，舌质淡有齿痕，苔薄白或腻，脉濡缓。

5 治疗

5.1 治疗原则

糖尿病前期重在早期预防，阻止疾病进一步发展为糖尿病。中土壅滞者治以行气导滞，肝郁气滞者治以疏肝解郁，脾虚痰湿者治以健脾化痰（中医治疗模式参见附录 B）。

5.2 分证论治

5.2.1 中土（脾胃）壅滞证

治法：行气导滞。

方药：厚朴三物汤（《金匮要略》）加减。厚朴、大黄、枳实。

加减：胸闷脘痞，痰涎量多加半夏、陈皮、橘红；腹胀甚，大便秘结，加槟榔、二丑、莱菔子。

5.2.2　肝郁气滞证

治法：疏肝解郁。

方药：四逆散（《伤寒论》）加减。柴胡、枳实、芍药、炙甘草。

加减：纳呆加焦三仙；抑郁易怒加丹皮、赤芍；眠差加炒枣仁、五味子。

5.2.3　脾虚痰湿证

治法：健脾化痰。

方药：六君子汤（《校注妇人良方》）加减。党参、白术、茯苓、甘草、陈皮、半夏、荷叶、佩兰。

加减：倦怠乏力加黄芪；食欲不振加焦三仙；口黏腻加薏苡仁、白蔻仁。

5.3　中成药

中成药的选用必须适合该品种的证型，切忌盲目使用。建议选用无糖颗粒剂、胶囊剂、浓缩丸或片剂。

天芪降糖胶囊：用于糖尿病前期气阴两虚证，一次 5 粒，一日 3 次。

金芪降糖片：用于消渴病气虚有热证，糖尿病前期见气虚有热证候者也可以选用。饭前服，7 ~ 10 粒，一日 3 次。

玉泉丸：用于消渴病的脾瘅和消渴期，一次 5g，一日 4 次。

5.4　针灸

耳针与体针可选用抑制食欲和减肥的穴位。针曲池、天枢、阴陵泉、丰隆、太冲，清热导痰，消脂减肥。耳部王不留行子贴压胃区、内分泌区、三焦区，饭前半小时按摩，可抑制食欲，协助减肥。

5.5　按摩

运腹通经，进行腹部按摩有利于减肥。

附 录 A

（资料性附录）

糖尿病及 IGT/IFG 的血糖诊断标准

（美国糖尿病学会　Standards of Medical Care in Diabetes-2010）

糖尿病前期（糖尿病的危险因素分类）

（1）FPG：5.6 ~ 6.9mmol/L（100 ~ 125mg/dl）（IFG）；

（2）75g 无水葡萄糖 OGTT 试验 2-h PG：7.8 ~ 11.0 mmol/L（IGT）；

（3）HbA1C：5.7% ~ 6.4%。

附　录　B

（规范性附录）

糖尿病前期中医治疗模式

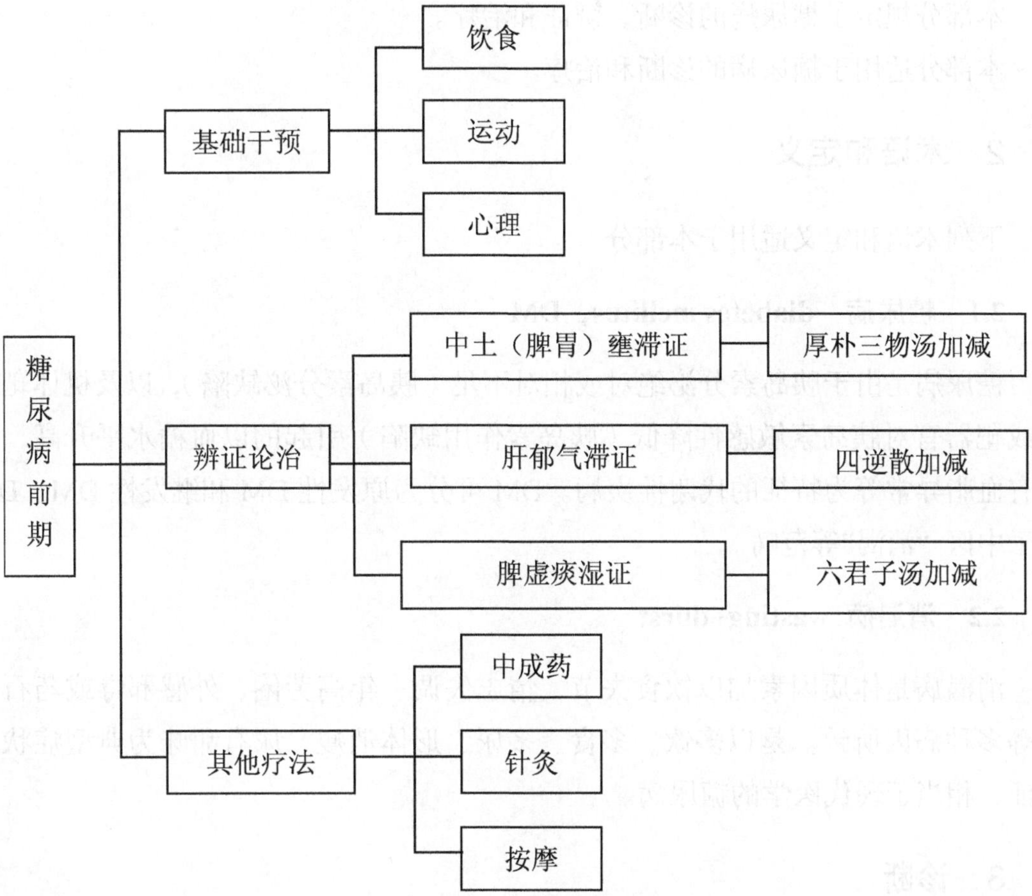

第2部分　糖　尿　病

1　范围

本部分规定了糖尿病的诊断、辨证和治疗。
本部分适用于糖尿病的诊断和治疗。

2　术语和定义

下列术语和定义适用于本部分。

2.1　糖尿病　diabetes mellitus，DM

糖尿病是由于胰岛素分泌绝对或相对不足（胰岛素分泌缺陷），以及机体靶组织或靶器官对胰岛素敏感性降低（胰岛素作用缺陷）引起的以血糖水平升高，可伴有血脂异常等为特征的代谢性疾病。DM 可分为原发性 DM 和继发性 DM。DM 属于中医“消渴”等范畴。

2.2　消渴病　wasting-thirst

消渴病是体质因素加以饮食失节、情志失调、年高劳倦、外感邪毒或药石所伤等多种病因所致。是以多饮、多食、多尿、形体消瘦、尿有甜味为典型症状的病证，相当于现代医学的糖尿病。

3　诊断

3.1　临床表现

3.1.1　症状

以多饮、多食、多尿及原因不明之消瘦等症状为主要临床表现。也有多饮、多食、多尿症状不明显，以肺痨、眩晕、胸痹心痛、水肿、中风、眼疾、疮痈等病症，或因烦渴、烦躁、神昏等病就诊，或无症状，体检时发现本病者。

3.1.2　体征

早期病情较轻，大多无明显体征。病情严重时出现急性并发症有失水等表现，病久则出现与大血管、微血管、周围或内脏神经、肌肉、骨关节等各种并发症相应的体征。

3.2　理化检查（参见附录 A）

3.3　鉴别诊断

3.3.1　口渴症

口渴症是指口渴饮水的一个临床症状，可出现于多种疾病过程中，尤以外感热病为多见。但这类口渴各随其所患病证的不同而出现相应的临床症状，不伴多食、多尿、尿甜、消瘦等消渴的特点。

3.3.2　瘿病

瘿病中气郁化火、阴虚火旺的类型，以情绪激动、多食易饥、形体日渐消瘦、心悸、眼突、颈部一侧或两侧肿大为特征。其中的多食易饥、消瘦，类似消渴病的中消，但眼球突出、颈前生长瘿肿则与消渴病有别，且无消渴病的多饮、多尿、尿甜等症。

4　辨证

4.1　糖尿病期

4.1.1　热

4.1.1.1　肝胃郁热证

脘腹痞满，胸胁胀闷，面色红赤，形体偏胖，腹部胀大，心烦易怒，口干口苦，大便干，小便色黄，舌质红，苔黄，脉弦数。

4.1.1.2　痰热互结证

形体肥胖，腹部胀大，胸闷脘痞，口干口渴，喜冷饮，饮水量多，心烦口苦，大便干结，小便色黄，舌质红，舌体胖，苔黄腻，脉弦滑。

4.1.1.3　肺胃热盛证

口大渴，喜冷饮，饮水量多，易饥多食，汗出多，小便多，面色红赤，舌红，苔薄黄，脉洪大。

4.1.1.4　胃肠实热证

脘腹胀满，痞塞不适，大便秘结难行，口干口苦，或有口臭，口渴喜冷饮，饮水量多，多食易饥，舌红，苔黄，脉数有力，右关明显。

4.1.1.5　肠道湿热证

脘腹痞满，大便黏腻不爽，或臭秽难闻，小便色黄，口干不渴，或有口臭，舌红，舌体胖大，或边有齿痕，苔黄腻，脉滑数。

4.1.1.6　热毒炽盛证

口渴引饮，心胸烦热，体生疥疮、痈、疽，或皮肤瘙痒，便干溲黄。舌红，苔黄。

4.1.2　虚

4.1.2.1　热盛伤津证

口大渴，喜冷饮，饮水量多，汗多，乏力，易饥多食，尿频量多，口苦，溲赤便秘，舌干红，苔黄燥，脉洪大而虚。

4.1.2.2　阴虚火旺证

五心烦热，急躁易怒，口干口渴，时时汗出，少寐多梦，小便短赤，大便干，舌红赤，少苔，脉虚细数。

4.1.2.3　气阴两虚证

消瘦，疲乏无力，易汗出，口干口苦，心悸失眠，舌红少津，苔薄白干或少苔，脉虚细数。

4.1.2.4　脾虚胃滞证

心下痞满，呕恶纳呆，水谷不消，便溏，或肠鸣下利，干呕呃逆，舌淡胖苔腻，舌下络瘀，脉弦滑无力。

4.1.2.5　上热下寒证

心烦口苦，胃脘灼热，或呕吐，下利，手足及下肢冷甚，舌红，苔根部腐腻，舌下络脉瘀闭。

4.2　并发症期

肥胖与非肥胖 T2DM 日久均可导致肝肾阴虚或肾阴阳两虚，出现各种慢性并发症，严重者发生死亡。

4.2.1　损

4.2.1.1　肝肾阴虚证

小便频数，浑浊如膏，视物模糊，腰膝酸软，眩晕耳鸣，五心烦热，低热颧红，口干咽燥，多梦遗精，皮肤干燥，雀目，或蚊蝇飞舞，或失明，皮肤瘙痒，舌红少苔，脉细数。

注：在 DM 中本证主要见于糖尿病合并视网膜病变。

4.2.1.2　阴阳两虚证

小便频数，夜尿增多，浑浊如脂如膏，甚至饮一溲一，五心烦热，口干咽燥，神疲，耳轮干枯，面色黧黑；腰膝酸软无力，畏寒肢凉，四肢欠温，阳痿，下肢浮肿，甚则全身皆肿，舌质淡，苔白而干，脉沉细无力。

注：本证主要见于糖尿病肾脏疾病、糖尿病合并周围神经病变等的后期。

4.2.1.3 脾肾阳虚证

腰膝酸冷，夜尿频，畏寒身冷，小便清长或小便不利，大便稀溏，或见浮肿，舌淡胖大，脉沉细。

4.2.2 兼证

除以上证候外，痰、湿、浊、瘀是本病常见的兼证，兼痰主要见于肥胖糖尿病患者，兼湿主要见于糖尿病胃肠病变，兼浊主要见于糖尿病血脂、血尿酸较高的患者，兼瘀主要见于糖尿病血管病变。

4.2.2.1 兼痰

嗜食肥甘，形体肥胖，呕恶眩晕，恶心口黏，头重嗜睡，食油腻则加重，舌体胖大，苔白厚腻，脉滑。

4.2.2.2 兼湿

头重昏蒙，四肢沉重，遇阴雨天加重，倦怠嗜卧，脘腹胀满，食少纳呆，大便溏泄或黏滞不爽，小便不利，舌胖大，边齿痕，苔腻，脉弦滑。

4.2.2.3 兼浊

腹部肥胖，实验室检查血脂或血尿酸升高，或伴脂肪肝，舌胖大，苔腐腻，脉滑。

4.2.2.4 兼瘀

肢体麻木或疼痛，胸闷刺痛，或中风偏瘫，语言謇涩，或眼底出血，或下肢紫暗，唇舌紫暗，舌有瘀斑或舌下青筋暴露，苔薄白，脉弦涩。

5 治疗

5.1 治疗原则

糖尿病多因禀赋异常、过食肥甘、多坐少动，以及精神因素而成。病因复杂，变证多端。辨证当明确郁、热、虚、损等不同病程特点。本病初始多六郁相兼为病，宜辛开苦降，行气化痰。郁久化热，肝胃郁热者，宜开郁清胃；热盛者宜苦酸制甜，根据肺热、肠热、胃热诸证辨证治之。燥热伤阴，壮火食气终致气血阴阳俱虚，则须益气养血，滋阴补阳润燥。脉损、络损诸证更宜及早、全程治络，应根据不同病情选用辛香疏络、辛润通络、活血通络诸法，有利于提高临床疗效。（中医治疗模式参见附录 B）

5.2 基础干预

5.2.1 控制饮食

坚持做到控制总量、调整结构、吃序正确；素食为主、其他为辅、营养均衡；进餐时先喝汤、吃青菜，快饱时再吃些主食、肉类。在平衡膳食的基础上，根据患者体质的寒热虚实选择相应的食物：火热者选用清凉类食物，如苦瓜、蒲公英、苦菜、苦杏仁等；虚寒者选用温补类食物，如生姜、干姜、肉桂、花椒做调味品炖羊肉、牛肉等；阴虚者选用养阴类食物，如黄瓜、西葫芦、丝瓜、百合、生菜等；大便干结者选黑芝麻、菠菜、茄子、胡萝卜汁、白萝卜汁；胃脘满闷者选凉拌苏叶、荷叶、陈皮丝；小便频数者选核桃肉、山药、莲子；肥胖者采用低热量、粗纤维的减肥食谱，常吃粗粮杂粮等有利于减肥的食物。针对糖尿病不同并发症常需要不同的饮食调摄，如糖尿病神经源性膀胱患者晚餐后减少水分摄入量，睡前排空膀胱；合并皮肤瘙痒症、手足癣者应控制烟酒、浓茶、辛辣、海鲜发物等刺激性饮食；合并脂代谢紊乱者可用菊花、决明子、枸杞、山楂等药物泡水代茶饮。

糖尿病患者可根据自身情况选用相应饮食疗法及药膳进行自我保健。当出现并发症时，按并发症饮食原则进食。

5.2.2 合理运动

坚持缓慢、适量的运动原则，应循序渐进、量力而行、动中有静、劳逸结合，将其纳入日常生活的规划中。青壮年患者或体质较好者可以选用比较剧烈的运动项目，中老年患者或体质较弱者可选用比较温和的运动项目，不适合户外锻炼者可练吐纳呼吸或打坐功；八段锦、太极拳、五禽戏等养身调心传统的锻炼方式适宜大部分患者；有并发症的患者原则上避免剧烈运动。

5.2.3 心理调摄

糖尿病患者应正确认识和对待疾病，修身养性，陶冶性情，保持心情舒畅，配合医生进行合理的治疗和监测。

5.3 分证论治

5.3.1 糖尿病期

5.3.1.1 热

a）肝胃郁热证

治法：开郁清热。

方药：大柴胡汤（《伤寒论》）加减。柴胡、黄芩、半夏、枳实、白芍、大黄、生姜。

加减：舌苔厚腻，加化橘红、陈皮、茯苓；舌苔黄腻、脘痞，加五谷虫、红曲、生山楂；舌暗，舌底脉络瘀，加水蛭粉、桃仁。

b）痰热互结证

治法：清热化痰。

方药：小陷胸汤（《伤寒论》）加减。黄连、半夏、全瓜蒌、枳实。

加减：口渴喜饮加生牡蛎；腹部胀满加炒莱菔子、槟榔；不寐或少寐加竹茹、陈皮。

c）肺胃热盛证

治法：清热泻火。

方药：白虎汤（《伤寒论》）加减或桑白皮汤（《古今医统》）合玉女煎（《景岳全书》）加减。石膏、知母、生甘草、桑白皮、黄芩、天冬、麦冬、南沙参。

加减：心烦加黄连；大便干结加大黄；乏力、汗出多加西洋参、乌梅、桑叶。

d）胃肠实热证

治法：清泄实热。

方药：大黄黄连泻心汤（《伤寒论》）加减或小承气汤（《伤寒论》）加减。大黄、黄连、枳实、石膏、葛根、元明粉。

加减：口渴甚加天花粉、生牡蛎；大便干结不行加枳壳、厚朴，并加大大黄、元明粉用量；大便干结如球状，加当归、首乌、生地；口舌生疮、心胸烦热，或齿、鼻出血，加黄芩、黄柏、栀子、蒲公英。

e）肠道湿热证

治法：清利湿热。

方药：葛根芩连汤（《伤寒论》）加减。葛根、黄连、黄芩、炙甘草。

加减：苔厚腐腻去炙甘草，加苍术；纳食不香，脘腹胀闷，四肢沉重加苍术、藿香、佩兰、炒薏苡仁；小便不畅，尿急、尿痛加黄柏、桂枝、知母；湿热下注肢体酸重加秦皮、威灵仙、防己；湿热伤阴加天花粉、生牡蛎。

f）热毒炽盛证

治法：清热解毒。

方药：三黄汤（《千金翼》）合五味消毒饮（《医宗今鉴》）加减。黄连、黄芩、生大黄、银花、地丁、连翘、栀子、鱼腥草。

加减：心中懊恼而烦，卧寐不安者，加栀子；皮肤瘙痒甚加苦参、地肤子、白鲜皮；痈疽疮疖焮热红肿甚加丹皮、赤芍、蒲公英。

5.3.1.2　虚

a）热盛伤津证

治法：清热益气生津。

方药：白虎加人参汤（《伤寒论》）或消渴方（《丹溪心法》）加减。石膏、知母、太子参、天花粉、生地、黄连、葛根、麦冬、藕汁。

加减：口干渴甚加生牡蛎；便秘加玄参、麦冬；热象重加黄连、黄芩，太子参易为西洋参；大汗出，乏力甚加浮小麦、乌梅、白芍。

b）阴虚火旺证

治法：滋阴降火。

方药：知柏地黄丸（《景岳全书》）加减。知母、黄柏、生地、山萸肉、山药、丹皮。

加减：失眠甚加夜交藤、炒枣仁；火热重加黄连、乌梅；大便秘结加玄参、当归。

c）气阴两虚证

治法：益气养阴清热。

方药：生脉散（《医学启源》）合增液汤（《温病条辨》）加减。人参、生地、五味子、麦冬、玄参。干姜黄芩黄连人参（西洋参）汤（《伤寒论》）加减。西洋参、干姜、黄芩、黄连。

加减：口苦、大汗、舌红脉数等热象较著加栀子、黄柏；口干渴、舌干少苔等阴虚之象明显加石斛、天花粉、生牡蛎；乏力、自汗等气虚症状明显加黄芪。

d）脾虚胃滞证

治法：辛开苦降，运脾理滞。

方药：半夏泻心汤（《伤寒论》）加减。半夏、黄芩、黄连、党参、干姜、炙甘草。

加减：腹泻甚易干姜为生姜；呕吐加苏叶、苏梗、旋覆花等；便秘加槟榔、枳实、大黄；瘀血内阻加水蛭粉、生大黄。

e）上热下寒证

治法：清上温下。

方药：乌梅丸（《伤寒论》）加减。乌梅、黄连、黄柏、干姜、蜀椒、附子、当归、肉桂、党参。

加减：下寒甚重用肉桂；上热明显重用黄连、黄芩；虚象著加重用党参，加黄芪；瘀血内阻加水蛭粉、桃仁、生大黄。

5.3.2　并发症期

肥胖与非肥胖 2 型糖尿病日久均可导致肝肾阴虚或肾阴阳两虚，出现各种慢性并发症，严重者发生死亡。

5.3.2.1 损

a）肝肾阴虚证

治法：滋补肝肾。

方药：杞菊地黄丸（《医级》）加减。枸杞、菊花 、熟地、山萸肉、山药、茯苓、丹皮、泽泻、女贞子、墨旱莲。

加减：视物模糊加茺蔚子、桑椹子；头晕加桑叶、天麻。

b）阴阳两虚证

治法：滋阴补阳。

方药：金匮肾气丸（《金匮要略》）加减。制附子、桂枝、熟地、山萸肉、山药、泽泻、茯苓、丹皮。

加减：偏肾阳虚选右归饮（《景岳全书》）加减；偏肾阴虚选左归饮（《景岳全书》）加减。

c）脾肾阳虚证

治法：温补脾肾。

方药：附子理中丸（《伤寒论》）加减。制附子、干姜、人参、炒白术、炙甘草。

加减：偏于肾阳虚倍用肉桂；偏于肾阴虚重用知母，加生地；肾阳虚水肿甚加茯苓、泽泻利水消肿；兼心阳虚衰欲脱加山萸肉、肉桂，人参易为红参；水肿兼尿中大量泡沫加金樱子、芡实。

5.3.2.2 兼证

除以上证候外，痰、湿、浊、瘀是本病常见的兼证，兼痰主要见于肥胖糖尿病患者，兼湿主要见于糖尿病胃肠病变，兼浊主要见于糖尿病血脂、血尿酸较高的患者，兼瘀主要见于糖尿病血管病变。

a）兼痰

治法：行气化痰。

方药：二陈汤（《太平惠民和剂局方》）加减。半夏、陈皮、茯苓、炙甘草、生姜、大枣。

b）兼湿

治法：燥湿健脾。

方药：平胃散（《太平惠民和剂局方》）加减。苍术、厚朴、陈皮、甘草、茯苓。

c）兼浊

治法：消膏降浊。

方药：消膏降浊方加减。红曲、五谷虫、生山楂、西红花、威灵仙。

d）兼瘀

治法：活血化瘀。

方药：抵挡汤（《伤寒论》）加减。桃仁、红花、川芎、当归、生地、白芍、酒大黄、水蛭。

5.4 中成药

中成药的选用必须适合该品种的证型，切忌盲目使用。建议选用无糖颗粒剂、胶囊剂、浓缩丸或片剂。

天芪降糖胶囊：用于 2 型糖尿病气阴两虚证，一次 5 粒，一日 3 次。

杞药消渴口服液：用于糖尿病气阴两虚证，一次 10ml，一日 3 次。

玉泉丸：用于消渴病的脾瘅和消渴期，一次 5g，一日 4 次。

金芪降糖片：用于消渴病气虚有热者，一次 7 ~ 10 粒，饭前服用。

5.5 针灸

5.5.1 体针

DM 患者进行针法治疗时要严格消毒。针法调节血糖的常用处方：上消（肺热津伤）处方：肺俞、脾俞、胰俞、尺泽、曲池、廉泉、承浆、足三里、三阴交；配穴：烦渴、口干加金津、玉液。中消（胃热炽盛）处方：脾俞、胃俞、胰俞、足三里、三阴交、内庭、中脘、阴陵泉、曲池、合谷；配穴：大便秘结加天枢、支沟。下消（肾阴亏虚）处方：肾俞、关元、三阴交、太溪；配穴：视物模糊加太冲、光明。阴阳两虚处方：气海、关元、肾俞、命门、三阴交、太溪、复溜。

5.5.2 耳针

耳针、耳穴贴压以内分泌、肾上腺等穴位为主。耳针疗法取穴胰、内分泌、肾上腺、缘中、三焦、肾、神门、心、肝，配穴偏上消者加肺、渴点；偏中消者加脾、胃；偏下消者加膀胱。

5.6 按摩

肥胖或超重 DM 患者可腹部按摩中脘、水分、气海、关元、天枢、水道等。点穴减肥常取合谷、内关、足三里、三阴交。也可推拿面颈部、胸背部、臀部、四肢等部位以摩、揿、揉、按、捏、拿、合、分、轻拍等手法。

附　录　A
（资料性附录）
糖尿病分型及诊断标准

A.1　按照 1999 年 WHO 专家咨询委员会的糖尿病的定义、分类与诊断标准

（1）糖尿病症状（多尿、多饮及不能解释的体重下降），并且随机（餐后任何时间）血浆葡萄糖（VPG）≥11.1mmol/L（200mg/dl）；或

（2）空腹（禁热量摄入至少 8 小时）血浆葡萄糖（FPG）水平≥7.0mmol/L（126mg/dl）；或

（3）葡萄糖（75g 脱水葡萄糖）耐量试验（OGTT）中 2 小时的血浆葡萄糖（2hPG）水平≥11.1mmol/ L（200mg/dl）。

注：在无引起急性代谢失代偿的高血糖情况下，应在另一日重复上述指标中任何一项，以确证糖尿病的诊断，不推荐作第三次 OGTT 测定。

A.2　ADA 2010 版制定的糖尿病诊断标准（Standards of Medical Care in Diabetes–2010）

（1）糖化血红蛋白≥6.5%；或

（2）空腹（禁热量摄入至少 8 小时）血浆葡萄糖（FPG）水平≥7.0mmol/L（126mg/dl）；或

（3）葡萄糖（75g 脱水葡萄糖）耐量试验（OGTT）中 2 小时的血浆葡萄糖（2hPG）水平≥11.1mmol/ L（200mg/dl）；或

（4）患者有典型的高血糖症状及随机血糖≥11.1 mmol/L。

附 录 B

（规范性附录）

糖尿病中医治疗模式

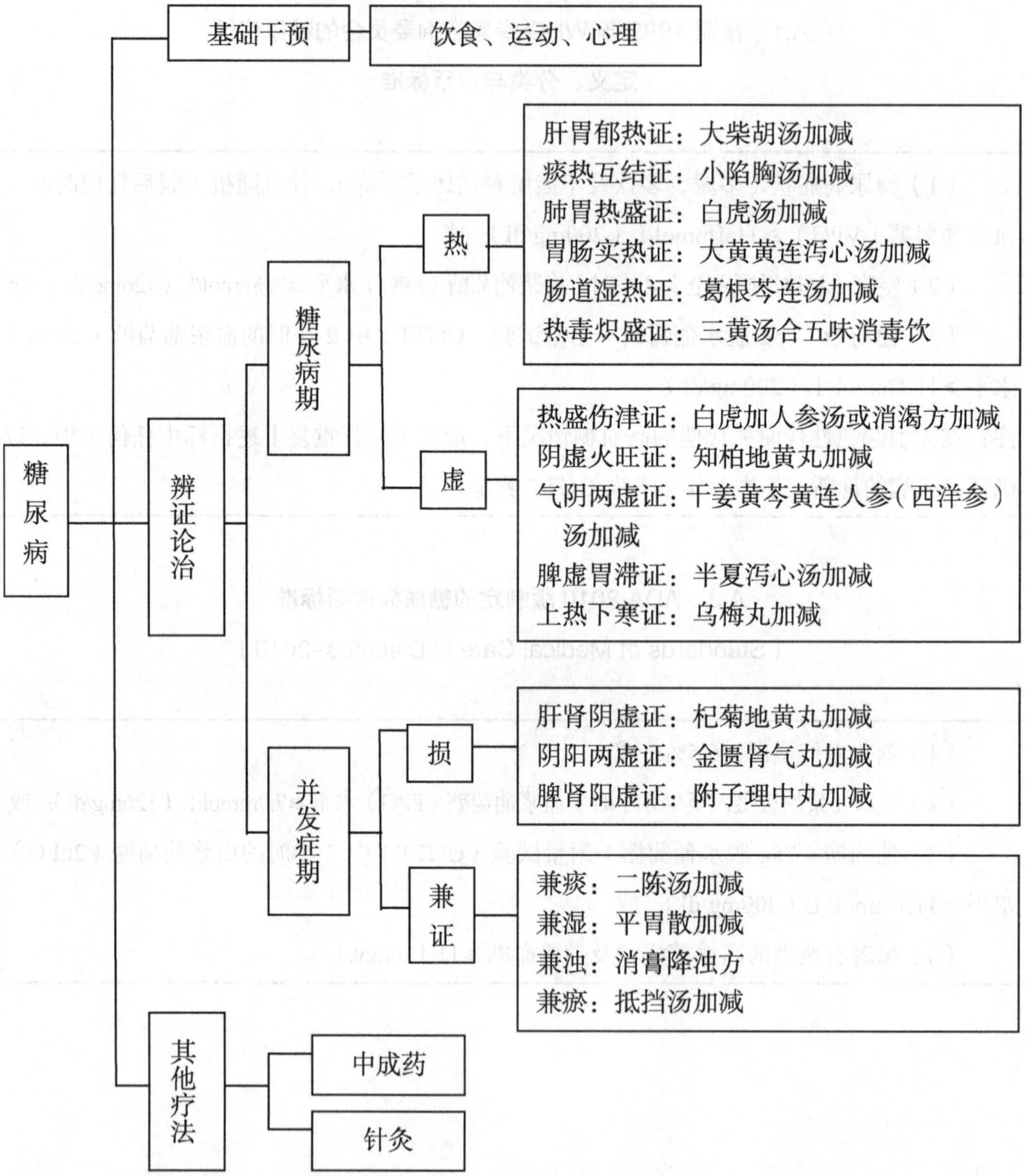
基础干预
饮食、运动、心理
肝胃郁热证：大柴胡汤加减
痰热互结证：小陷胸汤加减
肺胃热盛证：白虎汤加减
胃肠实热证：大黄黄连泻心汤加减
肠道湿热证：葛根芩连汤加减
热毒炽盛证：三黄汤合五味消毒饮
热
糖尿病期
热盛伤津证：白虎加人参汤或消渴方加减
阴虚火旺证：知柏地黄丸加减
气阴两虚证：干姜黄芩黄连人参（西洋参）汤加减
脾虚胃滞证：半夏泻心汤加减
上热下寒证：乌梅丸加减
虚
糖尿病
辨证论治
肝肾阴虚证：杞菊地黄丸加减
阴阳两虚证：金匮肾气丸加减
脾肾阳虚证：附子理中丸加减
损
并发症期
兼痰：二陈汤加减
兼湿：平胃散加减
兼浊：消膏降浊方
兼瘀：抵挡汤加减
兼证
其他疗法
中成药
针灸

第3部分　糖尿病肾脏疾病

1　范围

本部分规定了糖尿病肾脏疾病诊断、辨证和治疗。

本部分适用于糖尿病肾脏疾病诊断和治疗。

2　术语和定义

下列术语和定义适用于本部分。

2.1　糖尿病肾脏疾病　diabetic kidney disease，DKD

糖尿病肾脏疾病（DKD）是糖尿病微血管并发症之一，又称糖尿病性肾小球硬化症，为糖尿病特有的肾脏并发症。临床特征为蛋白尿，渐进性肾功能损害，高血压，水肿，晚期出现严重肾功能衰竭，目前已成为导致终末期肾功能衰竭而需要透析治疗的重要原因，是糖尿病致死、致残的主要原因之一。

2.2　尿浊　turbid urine disease

小便浑浊，白如泔浆的症状。多因湿热下注、脾肾亏虚等所致。引起尿浊的常见疾病有丝虫病、肾痨、精浊、肾系癌瘤，小儿外感或内伤，胸腹部创伤或手术等亦可导致尿浊。糖尿病患者出现上述症状可以归入本病范畴。

[GB/T 16751.1-1997　中医临床诊疗术语　疾病部分　22.42　尿浊]

2.3　水肿　edema

眼睑、头面、四肢、腹背或全身浮肿的症状。一般按病之新久缓急和邪正虚实而有阳水、阴水之分。外邪侵袭，或劳倦内伤，或饮食失调，使气化不利而水液潴留，泛溢肌肤则发为水肿。其常见疾病有风水、皮水、石水、正水、肾水、溢饮、脾水、心衰、经行浮肿、子肿等。凡以水肿为主要表现的疾病，可以归纳为水肿病类。糖尿病患者出现上述症状可归入本病范畴。

[GB/T 16751.1-1997　中医临床诊疗术语　疾病部分　22.43　水肿]

2.4　关格　block and repulsion（disease）

关格是肾气衰惫，致使气化失常，关门不利，浊毒内蕴，损脾伤胃，升降失司，胃气上逆，临床出现小便不通与呕吐并见的病证。糖尿病患者肾功能减退，出现上述症状时可归入本病范畴。

3 诊断

3.1 病史

有糖尿病病史。

3.2 临床表现

3.2.1 症状

本病早期除糖尿病症状外，一般缺乏典型症状；临床期肾病患者可出现水肿、腰酸腿软、倦怠乏力、头晕耳鸣等症状；肾病综合征的患者可伴有高度水肿；肾功能不全氮质血症的患者，还可见纳差、皮肤瘙痒，甚则恶心呕吐、手足抽搐；合并心衰可出现胸闷、憋气，甚则喘憋不能平卧。

3.2.2 体征

早期无明显体征，之后可逐渐出现血压升高，或面色白、爪甲色淡、四肢浮肿、胸水、腹水等。

3.3 理化检查

3.3.1 尿液检查

3.3.1.1 尿微量白蛋白

早期肾病患者表现为尿白蛋白排泄率（UAER）增加，20 ~ 200 μg/min。

3.3.1.2 24 小时尿蛋白定量

早期糖尿病肾病尿蛋白定量<0.5g/d；临床糖尿病肾病尿蛋白定量>0.5g/d。

3.3.1.3 尿常规

糖尿病肾病早期无明显尿蛋白异常，其后可有间歇性蛋白尿发生，临床期可有明显持续性蛋白尿。

3.3.2 血常规

糖尿病肾病肾功能不全可出现血红蛋白降低。

3.3.3 血生化检查

临床糖尿病肾病及糖尿病肾病晚期可见肾功能不全，出现血肌酐、尿素氮升高。

3.4 分期标准

本病可分为 5 期，具体分期标准参见附录 A、B。

3.5 鉴别诊断

3.5.1 鼓胀

本病严重水肿时可出现腹水，但鼓胀的主症是单腹胀大如鼓，四肢多不肿，反见瘦削，后期或可伴见轻度肢体浮肿。而水肿多周身皆肿，先从眼睑或下肢开始，继则延及四肢、全身。鼓胀每有肝病病史，是由于肝、脾、肾功能失调，导致气滞、血瘀、水聚腹中、面色苍黄、腹壁有青筋显露；本病则有肾病病史，乃肺、脾、肾三脏相干为病，而导致水液泛滥肌肤，面色㿠白或晦滞，腹壁无青筋暴露。

3.5.2 癃闭

本病关格需与癃闭鉴别。癃闭主要以尿量减少，排尿困难，甚至小便不通为主症，一般无呕吐症状。癃闭可发展为关格，而关格不一定都是由癃闭发展而来。

4 辨证

4.1 主证

4.1.1 气阴两虚证

尿浊，神疲乏力，气短懒言，咽干口燥，头晕多梦，或尿频尿多，手足心热，心悸不宁，舌体瘦薄，质红或淡红，苔少而干，脉沉细无力。

4.1.2 肝肾阴虚证

尿浊，眩晕耳鸣，五心烦热，腰膝酸痛，两目干涩，小便短少，舌红少苔，脉细数。

4.1.3 气血两虚证

尿浊，神疲乏力，气短懒言，面色㿠白或萎黄，头晕目眩，唇甲色淡，心悸失眠，腰膝酸痛，舌淡脉弱。

4.1.4 脾肾阳虚证

尿浊，神疲畏寒，腰膝酸冷，肢体浮肿，下肢尤甚，面色苍白，小便清长，夜尿增多，或五更泄泻，舌淡体胖有齿痕，脉沉迟无力。

4.2 兼证

4.2.1 阴虚阳亢证

兼见头晕头痛，口苦目眩，脉弦有力。

4.2.2 血瘀证

兼见舌色紫暗，舌下静脉迂曲，瘀点瘀斑，脉沉弦涩。

4.2.3 膀胱湿热证

兼见尿频、急迫、灼热、涩痛，舌苔黄腻，脉滑数。

4.3 变证

4.3.1 浊毒犯胃证

恶心呕吐频发，头晕目眩，周身水肿，或小便不行，舌质淡暗，苔白腻，脉沉弦或沉滑。

4.3.2 溺毒入脑证

神志恍惚，目光呆滞，甚则昏迷，或突发抽搐，鼻衄齿衄，舌质淡紫有齿痕，苔白厚腐腻，脉沉弦滑数。

4.3.3 水气凌心证

气喘不能平卧，心悸怔忡，肢体浮肿，下肢尤甚，咳吐稀白痰，舌淡胖，苔白滑，脉细小短促无根或结代。

5 治疗

5.1 治疗原则

本病基本特点为本虚标实，本虚为气（脾气虚、肾气虚）阴（肝肾阴虚）两虚，标实为湿热浊瘀。所及脏腑以肾、肝、脾为主，病程较长，兼证变证较多。本病发病初期，阴虚为本，涉及肝肾；消渴日久，阴损耗气，以致肾气虚损；后期阴损及阳，伤及心脾，脾肾阳虚，水湿潴留；病至晚期，肾阳衰败，浊毒内停，水湿泛滥。因此在治疗中，应严格遵循辨证。（中医治疗模式参见附录 C）

5.2 分证论治

5.2.1 主证

5.2.1.1 气阴两虚证

治法：益气养阴。

方药：参芪地黄汤（《沈氏尊生书》）加减。党参、黄芪、茯苓、熟地、山药、山萸肉、丹皮、泽泻。

加减：心悸不宁加酸枣仁、柏子仁、龙骨、牡蛎；纳少腹胀，大便溏薄加山药、薏苡仁、扁豆。

5.2.1.2　肝肾阴虚证

治法：滋补肝肾。

方药：杞菊地黄丸（《医级》）加减。枸杞、菊花、熟地、山萸肉、山药、茯苓、泽泻、丹皮。

加减：五心烦热甚加知母、黄柏、地骨皮；口干两目干涩，视物不清加女贞子、决明子。

5.2.1.3　气血两虚证

治法：补气养血。

方药：当归补血汤（《兰室秘藏》）合济生肾气丸（《济生方》）加减。黄芪、当归、附子、肉桂、熟地、山药、山萸肉、茯苓、丹皮、泽泻。

加减：乏力明显可重用黄芪，小便短少可加桂枝、泽泻。

5.2.1.4　脾肾阳虚证

治法：温肾健脾。

方药：附子理中丸（《太平惠民和剂局方》）合真武汤（《伤寒论》）加减。附子、干姜、党参、白术、茯苓、白芍、甘草。

加减：五更泻可加用四神丸（《证治准绳》补骨脂、肉豆蔻、吴茱萸、五味子）。

在主要证型中，出现阳事不举加巴戟天、淫羊藿；大便干结加火麻仁、肉苁蓉；五更泻加肉豆蔻、补骨脂。

5.2.2　兼证

5.2.2.1　阴虚阳亢证

治法：镇肝熄风。

方药：镇肝熄风汤（《医学衷中参西录》）加减。怀牛膝、代赭石、生龙骨、生牡蛎、生龟板、芍药、玄参、天冬、川楝子、生麦芽、茵陈、甘草。

5.2.2.2　血瘀证

治法：活血化瘀。

方药：解毒活血汤（《医林改错》）加减。连翘、葛根、柴胡、当归、生地黄、赤芍、桃仁、红花、枳壳。

5.2.2.3　膀胱湿热证

治法：清热利湿。

方药：八正散（《太平惠民和剂局方》）加减。血尿合用小蓟饮子（《济生方》）。木通、车前子、萹蓄、瞿麦、滑石、大黄、栀子、灯心草。

5.2.3　变证

5.2.3.1　浊毒犯胃证

治法：降逆化浊。

方药：旋覆代赭汤（《伤寒论》）合五苓散（《伤寒论》）加减。旋覆花、代赭石、甘草、党参、半夏、生姜、大枣、猪苓、茯苓、泽泻、白术、桂枝。

加减：呕恶甚加吴茱萸、黄连。

5.2.3.2　溺毒入脑证

治法：开窍醒神，镇惊熄风。

方药：石菖蒲郁金汤（《温病全书》）送服安宫牛黄丸（《温病条辨》）加减。石菖蒲、郁金、栀子、连翘、竹叶、竹沥、灯心草、菊花、丹皮。

加减：四肢抽搐加全蝎、蜈蚣；浊毒伤血致鼻衄、齿衄、肌衄等，加生地、犀角（可用水牛角代替）。

5.2.3.3　水气凌心证

治法：温阳利水，泻肺平喘。

方药：葶苈大枣泻肺汤（《金匮要略》）合苓桂术甘汤（《金匮要略》）加减。葶苈子、大枣、茯苓、桂枝、白术、甘草、附子、干姜。

加减：浮肿甚者可加用五皮饮（《华氏中藏经》）；四肢厥冷，大汗淋漓重用淡附片，加人参。

5.3　中成药

中成药的选用必须适合该品种的证型，切忌盲目使用，建议选用无糖颗粒剂、胶粒剂、浓缩丸或片剂。

金水宝胶囊：用于糖尿病肾脏疾病肺肾两虚证。口服，一次 3 粒，一日 3 次。

复方丹参滴丸：用于糖尿病肾脏疾病血瘀证。吞服或舌下含服，一次 10 丸，一日 3 次。

六味地黄丸（浓缩丸）：用于糖尿病肾脏疾病肾阴亏损证。口服，一次 8 丸，一日 3 次。

知柏地黄丸（浓缩丸）：滋阴清热，用于阴虚火旺证。口服，一次 8 丸，一日 3 次。

黄葵胶囊：清利湿热，解毒消肿。用于糖尿病肾脏疾病之湿热证。口服，一次 5 粒，一日 3 次。

5.4　中药保留灌肠

DKD 后期脾肾衰败，浊毒潴留，上犯脾胃，出现严重胃肠道症状，可用中药灌肠治疗（具体灌肠方参见附录 D）。

5.5　针灸

5.5.1　气阴两虚证

肾俞、脾俞、足三里、三阴交、志室、太溪、复溜、曲骨，针刺用补法，行间用泻法。

5.5.2　肝肾阴虚证

肝俞、肾俞、期门、委中，针刺用补法。

5.5.3　阴阳两虚证

脾俞、肾俞、命门、三阴交、气海、关元，针刺用补法。

5.5.4　脾肾阳虚证

脾俞、肾俞、命门、三阴交、足三里、太溪、中极、关元，针刺用补法。

附 录 A
（资料性附录）
糖尿病肾脏疾病分期

分期	临床表现
Ⅰ期	肾小球高滤过期。此期主要表现为 GFR 增高。如果及时纠正高血糖，GFR 变化仍可逆转。此期病理检查除可见肾小球肥大外，无其他器质性病变。
Ⅱ期	无临床表现的肾损害期。此期可出现间断微量白蛋白尿，患者休息时 UAER 正常（＜20μg/min 或＜30mg/d），应激时（如运动）增多，超过正常值。此期内 GFR 仍可较高或降至正常，血压多正常。此期病理检查可发现（常需电镜检查确定）肾小球早期病变，即系膜基质轻度增宽及 GBM 轻度增厚。
Ⅲ期	早期 DKD 期。以出现持续性微量白蛋白尿（UAER 持续在 20～200μg/min 或 30～300mg/d）为此期标志，但尿常规检查蛋白仍阴性。此期患者 GFR 大致正常，血压常开始升高。病理检查可见肾小球系膜基质增宽及 GBM 增厚更明显，小动脉壁出现玻璃样变。一般认为由此期起肾脏病变已不可逆。
Ⅳ期	临床 DKD 期。尿常规检查见蛋白尿阳性，即标志进入该期。此期病情进展迅速，三四年内出现大量蛋白尿（＞3.5g/d）及肾病综合征。严重肾病综合征者常呈现大量腹水和胸腔积液，利尿治疗效果差。此期 GFR 已减低，血压明显升高。病理检查可见肾小球病变更重，部分肾小球已硬化，且伴随出现灶性肾小管萎缩及肾间质纤维化。
Ⅴ期	肾衰竭期。从出现大量蛋白尿开始，患者肾功能加速恶化直至发生肾衰竭。病理检查可见晚期肾脏病变，即多数肾小球硬化、多灶性肾小管萎缩及肾间质广泛纤维化。

注：此分期为 Mogensen 分期，其将 1 型糖尿病肾脏疾病分为 5 期。2 型糖尿病肾脏疾病尚缺少统一意见，现临床多参照此分期。

附 录 B

（规范性附录）

慢性肾脏病的分期标准

分 期	描 述	GFR[ml/min · 1.73m^2)]
1	肾损伤指标（+），GFR 正常或升高	≥90
2	肾损伤指标（+），GFR 轻度降低	60 ~ 89
3	GFR 中度降低	30 ~ 59
4	GFR 严重降低	15 ~ 29
5	肾衰竭	<15 或透析

附 录 C

（规范性附录）

糖尿病肾脏疾病中医治疗模式

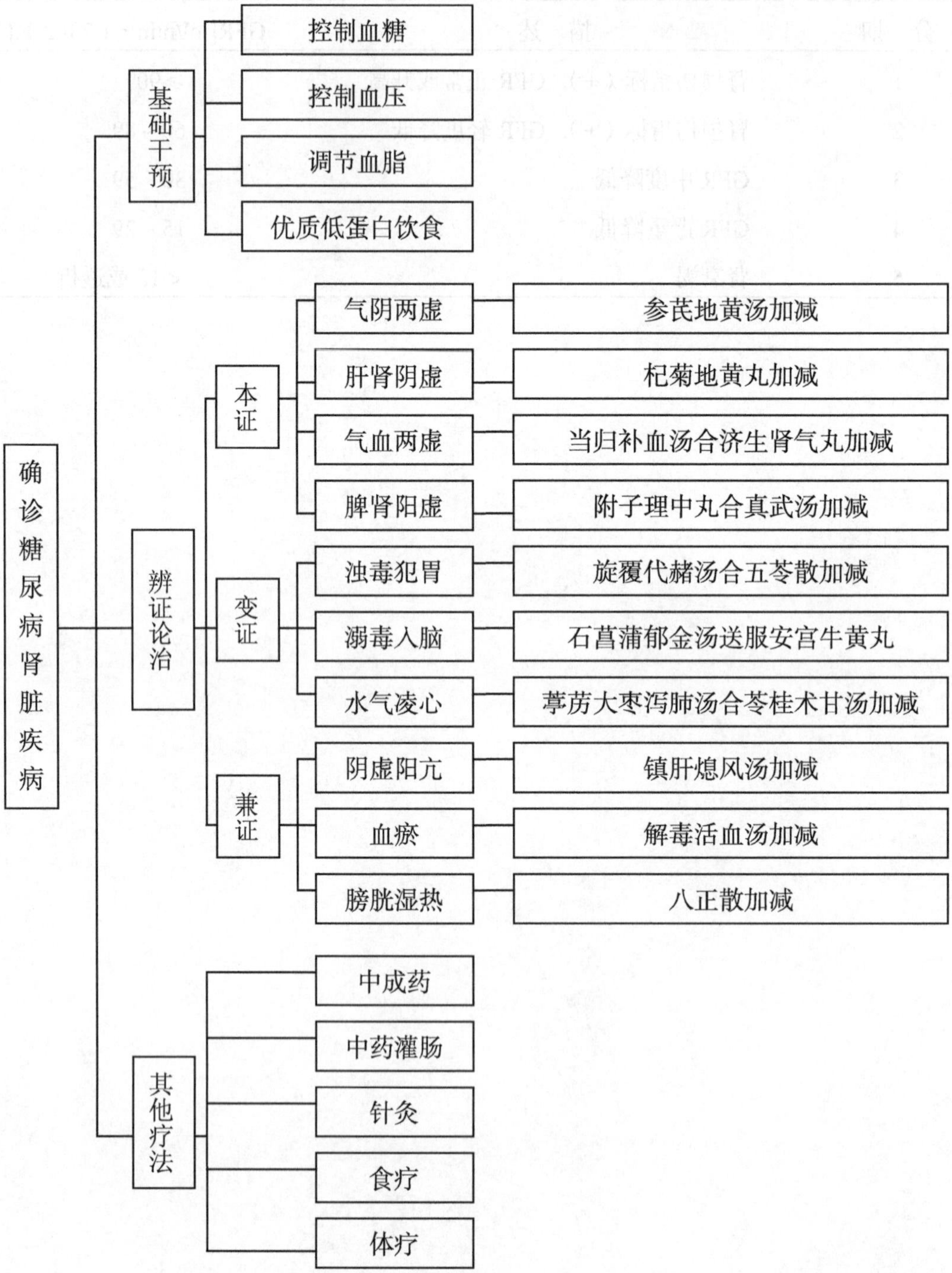

附　录　D

（资料性附录）

中药结肠透析操作规范

D.1　适应证

慢性肾功能衰竭。

D.2　处方

生大黄、生牡蛎、蒲公英。阳虚者，加黄芪、附子。

D.3　操作方法

上药浓煎 200ml，温度 37℃，高位保留灌肠。每日 1～2 次。

D.4　护理要求

（1）告知患者。注意少暴露患者，注意保暖。

（2）掌握药液的温度、流速、压力和灌注量。

（3）灌肠过程中患者如有腹胀或便意时，指导患者做深呼吸，减轻不适，将药物保留在结肠内，通过肠黏膜的吸收，达到治疗的目的。

（4）灌肠过程中注意观察患者的病情变化，发现脉速、面色苍白、出冷汗、剧烈腹痛、心慌气急者，应立即停止灌肠，并和医生联系，采取紧急措施。

第 4 部分　糖尿病视网膜病变

1　范围

本部分规定了糖尿病视网膜病变的诊断、辨证和治疗。

本部分适用于糖尿病视网膜病变的诊断和治疗。

2　术语和定义

下列术语和定义适用于本部分。

2.1　糖尿病性视网膜病变　diabetic retinopathy

由于长期高血糖以及与糖尿病有关的其他异常（如高血压、高血脂等）所引起的以视网膜微血管损害为特征的慢性、进行性视力损害的眼病。它是糖尿病主要慢性微血管并发症之一，病程较长的糖尿病患者几乎都会出现不同程度的视网膜血管病变，其眼底表现包括微动脉瘤、出血、硬性渗出、棉絮斑、静脉串珠状、视网膜内微血管异常（IRMA）、黄斑水肿、新生血管、视网膜前出血及玻璃体积血等。属于中医“视瞻昏渺”、“云雾移睛”、“暴盲”、“血灌瞳神”等范畴。

2.2　云雾移睛　hyalosis

以眼外观端好，自觉眼前似有蚊蝇云雾样黑影飞舞飘移，甚至视物昏蒙为主要表现的内障类疾病，糖尿病患者出现上述症状可归属于本病范畴。

[GB/T 16751.1-1997　中医临床诊疗术语　疾病部分　17.63　云雾移睛]

2.3　视瞻昏渺　blurred vision

以自觉视力下降，视物昏蒙不清而外眼无异常为主要表现的内障类疾病，糖尿病患者出现上述症状可归属于本病范畴。

[GB/T 16751.1-1997　中医临床诊疗术语　疾病部分　17.65　视瞻昏渺]

2.4　暴盲　sudden blindness

以外眼端好，视力急骤下降而失明为主要表现的内障类疾病，糖尿病患者出现上述症状可归属于本病范畴。

[GB/T 16751.1-1997　中医临床诊疗术语　疾病部分 17.68　暴盲]

3　诊断

可根据糖尿病史、中医症状、散瞳眼底检查以及眼底荧光血管造影（FFA）等作出诊断。

3.1　病史

病程较长的糖尿病病史。

3.2　临床表现

3.2.1　症状

早期眼部多无自觉症状，病久可有不同程度视力减退，眼前黑影飞舞，或视物变形，晚期可致失明。

早期：视力稍减退或正常，目睛干涩，或眼前少许黑花飘舞，可伴神疲乏力，气短懒言，口干咽燥，自汗，便干或稀溏，舌胖嫩、紫暗或有瘀斑，脉沉细无力。

中期：视物模糊或变形，目睛干涩，可伴头晕耳鸣，腰膝酸软，肢体麻木，大便干结，舌暗红少苔，脉细涩。

晚期：视物模糊或不见，或暴盲，可伴神疲乏力，五心烦热，失眠健忘，腰酸肢冷，手足凉麻，阳痿早泄，下肢浮肿，大便溏结交替，舌淡胖少津或有瘀点，或唇舌紫暗，脉沉细无力。

3.2.2　体征

眼底表现包括微动脉瘤、出血、硬性渗出、棉絮斑、静脉串珠状、视网膜内微血管异常、黄斑水肿、新生血管、视网膜前出血及玻璃体积血等。

3.3　并发症

糖尿病性视网膜病变的并发症包括两类，一类是指随着病变进展逐渐发生的特有并发症，另一类则是与糖尿病本病有关的眼部的非特有并发症。特有并发症包括玻璃体积血、牵引性视网膜脱离、虹膜红变和新生血管青光眼；非特有并发症包括年龄相关性白内障、青光眼、视网膜中央静脉阻塞、糖尿病性视神经病变、糖尿病性眼肌麻痹、角膜上皮病变等。

3.4　眼科检查（参见附录 A）

3.5　中医分期标准

根据糖尿病性视网膜病变基本病机演变为气阴两虚－肝肾亏虚－阴阳两虚的转化特点及瘀、郁、痰三个重要致病因素，其中医临床分期大体可分为早、中、晚三期。

早期－气阴两虚：视力稍减退或正常，目睛干涩，或眼前少许黑花飘舞，眼底见视网膜少许微血管瘤、散在出血和渗出，视网膜病变多为 1～3 级；可伴神疲乏力，气短懒言，口干咽燥，自汗，便干或稀溏，舌胖嫩、紫暗或有瘀斑，脉沉细无力。

中期－肝肾亏虚：视物模糊或变形，目睛干涩，眼底见视网膜广泛出血、渗出及棉绒斑，或见静脉串珠和 IRMA，或伴黄斑水肿，视网膜病变多为 3～4 级；可伴头晕耳鸣，腰膝酸软，肢体麻木，大便干结，舌暗红少苔，脉细涩。

晚期－阴阳两虚：视物模糊或不见，或暴盲，眼底见新生血管、机化灶、增殖条带及牵拉性视网膜脱离，或玻璃体积血致眼底无法窥及，视网膜病变多为 4～5 级；可伴神疲乏力，五心烦热，失眠健忘，腰酸肢冷，手足凉麻，阳痿早泄，下肢浮肿，大便溏结交替；舌淡胖少津或有瘀点，或唇舌紫暗，脉沉细无力。

3.6 鉴别诊断

本病需与络损暴盲进行鉴别。

本病的病因在于糖尿病，多为双眼，视力多缓慢下降、部分可突然下降，视网膜可见斑点状或大片出血、水肿、渗出、增殖膜，血管为动脉瘤、毛细血管闭塞、后期新生血管；络损暴盲多因血管硬化、高血压、结核等导致，多为单眼，视力多突然下降，视网膜可见火焰状出血、渗出，血管经脉扩张迂曲明显、亦可出现新生血管。

4 辨证

4.1 气阴两虚，络脉瘀阻证

视物模糊，目睛干涩，或视物变形，或眼前黑花飘舞，视网膜病变多为 1～3 级，神疲乏力，气短懒言，口干咽燥，自汗，便干或稀溏，舌胖嫩、紫暗或有瘀斑，脉沉细无力。

4.2 肝肾亏虚，目络失养证

视物模糊，目睛干涩，视网膜病变多为 3～4 级；头晕耳鸣，腰膝酸软，肢体麻木，大便干结，舌暗红少苔，脉细涩。

4.3 阴阳两虚，血瘀痰凝证

视力模糊，目睛干涩或严重障碍，视网膜病变多为 4～5 级；神疲乏力，五心烦热，失眠健忘，腰酸肢冷，手足凉麻，阳痿早泄，下肢浮肿，大便溏结交替；舌淡胖少津或有瘀点，或唇舌紫暗，脉沉细无力。

5 治疗

5.1 治疗原则

临证要整体辨证与眼局部辨证相结合。首当辨虚实、寒热，根据眼底出血时间，酌加化瘀通络之品。早期出血以凉血化瘀为主，出血停止两周后以活血化瘀为主，后期加用化痰软坚散结之剂。又根据微血管瘤、水肿、渗出等随症加减。（中医治疗模式参见附录 B）

5.2 分证论治

5.2.1 气阴两虚，络脉瘀阻证

治法：益气养阴，活血通络。

方药：生脉散（《内外伤辨惑论》）合杞菊地黄丸（《医级》）加减。党参、麦冬、五味子 枸杞、菊花、熟地、山萸肉、山药、茯苓、泽泻、丹皮。

加减：眼底以微血管瘤为主加丹参、郁金、丹皮；出血明显加生蒲黄、墨旱莲、三七；伴有黄斑水肿酌加薏苡仁、车前子。

5.2.2 肝肾亏虚，目络失养证

治法：滋补肝肾，润燥通络。

方药：六味地黄丸（《小儿药证直诀》）加减。熟地、山萸肉、山药、泽泻、丹皮、茯苓。

加减：出血久不吸收出现增殖加浙贝母、海藻、昆布。

5.2.3 阴阳两虚，血瘀痰凝证

治法：滋阴补阳，化痰祛瘀。

方药：偏阴虚者选左归丸（《景岳全书》）加减，熟地、鹿角胶、龟板胶、山药、枸杞、山萸肉、川牛膝、菟丝子。偏阳虚者选右归丸（《景岳全书》）加减。附子、肉桂、鹿角胶、熟地、山萸肉、枸杞、山药、菟丝子、杜仲、当归、淫羊藿。

加减：出血久不吸收加三七、生蒲黄、花蕊石。

5.3 中成药

中成药的选用必须适合该品种的中医证型，切忌盲目使用。建议选用无糖颗粒型、胶囊剂、浓缩丸或片剂。

复方丹参滴丸：用于糖尿病视网膜病变血瘀证。吞服或舌下含服。一次 10 丸，一日 3 次，28 天为 1 个疗程，或遵医嘱。

芪明颗粒：用于糖尿病视网膜病变非增殖期，中医辨证属气阴亏虚、肝肾不足、目络瘀滞证。一次 4.5g， 一日 3 次 ，3 ~ 6 个月为 1 个疗程。

银杏叶片：用于局部缺血所致视网膜疾患。一次 40mg，一日 3 次。

5.4 针灸

对于糖尿病视网膜病变 1 ~ 3 级，出血较少者，可慎用针刺疗法，取太阳、阳白、攒竹、足三里、三阴交、光明、肝俞、肾俞等穴，可分两组轮流取用，每次取眼区穴 1 ~ 2 个，四肢及背部 3 ~ 5 个，平补平泻。

5.5 电离子导入

采用电离子导入的方式，使中药制剂直接到达眼部的病灶组织，从而促进视网膜出血、渗出和水肿的吸收。该法具有方法简便、创伤小、作用直接等特点。对于糖尿病性视网膜病变引起的玻璃体视网膜出血可选用三七、丹参、普罗碘胺等作电离子透入，每日 1 次，10 次为 1 个疗程，但对新近出血者应避免使用。对于糖尿病性视网膜病变引起的眼底渗出、机化及增殖可选用昆布、丹参、三七注射液作电离子导入，每日 1 次，每次 15 分钟，10 次为 1 个疗程，间隔 2 ～ 5 天再做第二个疗程。

5.6 光凝治疗

对于重度非增生性糖尿病视网膜病变和增生性糖尿病视网膜病变，采取全视网膜光凝（panretinal photocoagulation，PRP）治疗，以防止或抑制新生血管形成，促使已形成的新生血管消退，阻止病变继续恶化。如有黄斑水肿，可行黄斑格栅样光凝（grid pattern photocoagulation）。

5.7 玻璃体切割术

眼底进入增生期改变后，才考虑手术治疗。

6 预防

糖尿病性视网膜病变是可防控的，饮食、运动和健康教育等生活方式的干预可减少糖尿病并发症的发生，严格的血糖控制及风险因素的防范可延缓糖尿病性视网膜病变的发展。糖尿病患者进行定期眼科检查是目前最重要的预防措施，对已发生糖尿病性视网膜病变的患者，进行定期眼科检查以确定最佳治疗和干预时间，可防止其过早失明。对于 1 型糖尿病患者，发病 5 年内应进行首次眼科检查，以后每年检查 1 次；2 型糖尿病患者，一旦确诊就应进行首次眼科检查，以后每年检查一次；妊娠糖尿病患者，应在孕前或首次受孕早期进行眼科检查，此后如属无或轻中度视网膜病变者每 3 ~ 12 个月检查一次眼底，如属重度视网膜病变者每 1 ~ 3 个月检查一次。

附 录 A

（资料性附录）

眼 科 检 查

A.1 视力

裸眼视力（远近视力）和矫正视力。由于糖尿病视网膜病变不同时期视力损害的程度不同，因此应该随时检查患者的视力，确定其最佳矫正视力，这对治疗方案的选择、预后评估及密切随访都非常重要。

A.2 眼压

DR 是慢性青光眼的高危因素，同时其本身也可发展为新生血管青光眼，因此定期检查眼压十分重要，如果有眼压升高或可疑新生血管的指征，还需进行前房角镜检查。

A.3 裂隙灯显微镜检查

应常规进行裂隙灯显微镜检查，以及时进行虹膜新生血管、晶体混浊及前部玻璃体的评估，如果需要评估后极部裂孔和中周部视网膜，还需进行裂隙灯显微镜联合前置镜的检查。

A.4 眼底检查

应该进行散瞳后的眼底检查，除应用直接检眼镜检查外，还需进行间接眼底镜的检查以发现周边视网膜的病变。也可用裂隙灯显微镜联合前置镜检查眼底。眼底检查应重点观察有无黄斑水肿、新生血管、广泛出血、视网膜内微血管异常、静脉串珠及玻璃体或网膜前出血。

A.5 彩色眼底照相

彩色眼底照相发现 DR 的重复性比临床检查要好，对于记录 DR 的明显进展和治疗的反应方面是有其价值的。但发现黄斑水肿的视网膜增厚及细微的新生血管方面，临床检查更具有优越性。

A.6 眼底荧光血管造影（FFA）

检眼镜下未见 DR 眼底表现的患者，FFA 检查可出现异常荧光，如微血管瘤样强荧光、毛细血管扩张或渗漏、视网膜无血管灌注区、新生血管及黄斑囊样水肿等。因此，FFA 可提高 DR 的诊断率，有助于评估疾病的严重程度，并指导治疗，评价临床疗效。

A.7　光学相干断层扫描

可获得玻璃体视网膜交界面、视网膜和视网膜间隙的高分辨图像。客观测量视网膜增厚，监测黄斑水肿。

A.8　超声检查

对于屈光间质浑浊，如 DR 引起的白内障、玻璃体积血，超声检查很有价值。屈光间质浑浊的阻挡，可导致间接检眼镜检查无法除外视网膜脱离，应当进行超声检查。

附　录　B

（规范性附录）

糖尿病视网膜病变的中医治疗模式

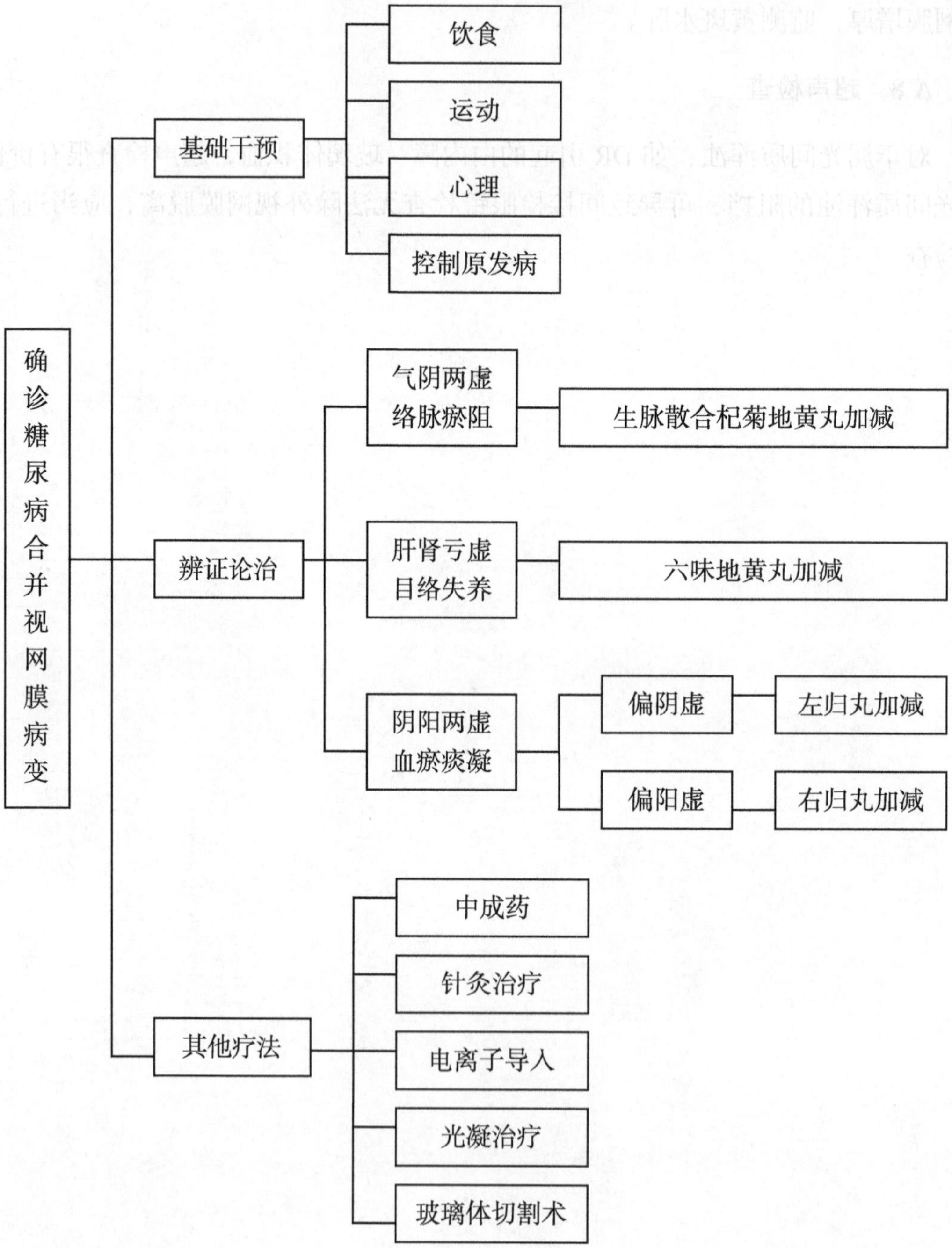

第5部分　糖尿病周围神经病变

1　范围

本部分规定了糖尿病周围神经病变的诊断、辨证和治疗。

本部分适用于糖尿病周围神经病变的诊断和治疗。

2　术语、定义和缩略语

下列术语和定义适用于本部分。

2.1　糖尿病周围神经病变　diabetic peripheral neuropathy

糖尿病周围神经病变是糖尿病所致神经病变中最常见的一种慢性、远端、对称性的感觉与运动神经的多神经病变，发病率在60%～90%，其主要临床特征为四肢远端感觉、运动障碍，表现为肢体麻木、挛急疼痛，肌肉无力和萎缩，腱反射减弱或消失等。按其临床表现分为远端对称性多神经病变、近端运动神经病变、局灶性单神经病变。该病早期呈相对可逆性，后期发展为顽固性难治性神经损伤。本病属中医“血痹”、“麻木”、“痿痹”等范畴。

2.2　血痹　blood impediment

以阵发性肢体（多为手指）对称的间歇性发白、紫暗或潮红、冷痛，遇冷加重，或见红斑为主要表现的肢体痹病类疾病，糖尿病患者出现上述症状可归属于本病范畴。

[GB/T 16751.1-1997　中医临床诊疗术语　疾病部分　20.7 血痹]

2.3　痿痹　wilting disease

以四肢末端对称性感觉与运动障碍，肌肉萎缩，皮肤薄嫩而干燥，出汗异常等为主要表现的肢体痿病类疾病，糖尿病周围神经病变患者出现上述症状可以归属于本病范畴。

[GB/T 16751.1-1997　中医临床诊疗术语　疾病部分　20.19 痿痹]

3　诊断

糖尿病周围神经病变的诊断可根据病史、临床表现、结合体检和电生理学检查资料。其中，除病史和临床表现外，物理学检查、感觉定量试验（QST）和神经传导速度（NCS）中至少两项异常，才能确诊。

3.1 病史

有糖尿病病史或诊断糖尿病的证据。

3.2 临床表现

3.2.1 症状

临床主要表现为麻、凉、痛、痿等临床症状。有感觉神经和运动神经障碍的临床表现，通常为对称性，下肢较上肢严重。早期先出现感觉神经障碍的临床表现，首先出现肢端感觉异常，分布如袜子或手套状，伴麻木、针刺、灼热或如踏棉垫感，有时伴有痛觉过敏。随后有肢痛，呈隐痛、刺痛或烧灼样痛，夜间及寒冷季节加重。晚期则出现运动神经障碍的临床表现：肌张力减弱，肌力减弱以至肌萎缩和瘫痪。肌萎缩多见于手、足小肌肉和大腿肌。

3.2. 2 体征

早期腱反射亢进，后期减弱或消失，震动感减弱或消失，触觉和温度觉亦有不同程度降低。

3.2. 3 理化检查

肌电图检测：在临床症状出现前，电生理检查可发现感觉神经传导速度（SCV）和运动神经传导速度（MCV）减慢。

3.3 鉴别诊断

血痹与痿证相鉴别

二者的症状主要都在肢体、关节。血痹以筋骨、肌肉、关节的酸痛、重着、屈伸不利等为主要临床特点，而且多伴有疼痛，而无瘫痿的表现。痿证则以肢体痿弱不用，肌肉瘦削为特点，多无疼痛。

4 辨证

4.1 气虚血瘀证

手足麻木，如有蚁行，肢末时痛，多呈刺痛，下肢为主，入夜痛甚；气短乏力，神疲倦怠，自汗畏风，易于感冒，舌质淡暗，或有瘀点，苔薄白，脉细涩。

4.2　阳虚寒凝证

肢体麻木不仁，四末冷痛，得温痛减，遇寒痛增，下肢为著，入夜更甚；乏力懒言，神疲倦怠，畏寒怕冷，舌质暗淡或有瘀点，苔白滑，脉沉紧。

4.3　阴虚血瘀证

腿足挛急，肢体麻木，酸胀疼痛，或肢体灼热；五心烦热，失眠多梦，皮肤干燥，腰膝酸软，头晕耳鸣；口干少饮，多有便秘，舌质嫩红或暗红，苔花剥少津，脉细数或细涩。

4.4　痰瘀阻络证

麻木不仁，常有定处，足如踩棉，肢体困倦，头重如裹，昏蒙不清，体多肥胖，口黏乏味，胸闷纳呆，腹胀不适，大便黏滞。舌质紫暗，舌体胖大有齿痕，苔白厚腻，脉沉滑或沉涩。

4.5　肝肾亏虚证

肢体痿软无力，肌肉萎缩，甚者痿废不用，腰膝酸软，骨松齿摇，头晕耳鸣，舌质淡，少苔或无苔，脉沉细无力。

5　治疗

5.1　治疗原则

本病治疗应注重辨证，首先应辨虚实主次：本病属本虚标实之证，本虚以气阴两虚为主，渐至阴阳两虚，标实则责之瘀血、痰浊等病理产物，总以脉络不通为主。其次应辨脏腑病位：本病总属本虚标实，初起气阴两虚，多关乎脾肾，以脾气虚伴肾阴虚为主证，后期可出现肝肾阴虚，甚至脾肾阳虚，应注意结合脏腑病位随证遣药。（中医治疗模式参见附录 A）

5.2　分证论治

5.2.1　气虚血瘀证

治法：补气活血，化瘀通痹。

方药：补阳还五汤（《医林改错》）加减。生黄芪、当归尾、川芎、赤芍、桃仁、红花、地龙。

加减：病变以上肢为主加桑枝、桂枝。以下肢为主加川牛膝、木瓜。

5.2.2　阳虚寒凝证

治法：温经散寒，通络止痛。

方药：当归四逆汤（《伤寒论》）加减。附子、当归、赤芍、桂枝、细辛、通草、干姜、制乳香、制没药、甘草。

加减：以下肢、尤以足疼痛为甚者，可酌加川断、牛膝、鸡血藤、木瓜等活血祛瘀之品；内有久寒，见水饮呕逆者，加吴茱萸、生姜。

5.2.3　阴虚血瘀证

治法：滋阴活血，柔筋缓急。

方药：芍药甘草汤（《伤寒论》）合四物汤（《太平惠民和剂局方》）加味。白芍、甘草、地黄、当归、川芎、木瓜、牛膝、炒枳壳、丹皮、桃仁、首乌、石斛。

加减：腿足挛急，时发抽搐，加全蝎、蜈蚣；五心烦热加地骨皮、黄连。

5.2.4　痰瘀阻络证

治法：化痰活血，宣痹通络。

方药：指迷茯苓丸（《证治准绳》）合黄芪桂枝五物汤（《金匮要略》）加减。茯苓、姜半夏、枳壳、黄芪、桂枝、白芍、苍术、川芎、生甘草、薏苡仁。

加减：胸闷呕恶，口黏加藿香、佩兰，枳壳改枳实；肢体麻木如蚁行较重者加独活、防风、僵蚕、马鞭草、全蝎；疼痛部位固定不移加白附子、白芥子、元胡、鸡血藤等。

5.2.5　肝肾亏虚证

治法：滋补肝肾，填髓充肉。

方药：壮骨丸（《丹溪心法》）加减。龟板、黄柏、知母、熟地、白芍、锁阳、虎骨（用狗骨或牛骨代替）、牛膝、当归。

加减：肾精不足，腰膝酸软明显加牛骨髓、菟丝子；阴虚明显五心烦热，加枸杞、女贞子。

5.3　中成药

中成药的选用必须适合该品种的中医证型，切忌盲目使用。建议选用无糖颗粒型、胶囊剂、浓缩丸或片剂。

木丹颗粒，用于糖尿病性周围神经病变气虚络阻证。一次 1 袋，一日 3 次。

芪丹通络颗粒，用于糖尿病周围神经病变气虚血瘀、寒凝脉阻证。一次 1 袋，一日 3 次。

5.4　熏洗法

中药外洗法针对阳虚寒凝、气虚血瘀证、肝肾亏虚证疗效较佳，分别采取温经通络、益气温阳、活血化瘀、滋补肝肾为法则，采取外洗方药。（具体参见附录 B）

5.5　针刺疗法

针刺疗法依“盛则泻之，虚则补之，热则疾之，寒则留之，陷下则灸之”的基本理论为原则，采取体针、耳针、电针等分型施治。

5.6　中频离子导入治疗

中频离子导入治疗法对气虚血瘀证、阳虚寒凝证、肝肾亏虚证疗效显著。（具体参见附录 C）

禁忌证：对离子导入液过敏者。

5.7　推拿疗法

推拿疗法适用于以上各种证型。

5.7.1　上肢麻痛

拿肩井肌、揉捏臂臑、手三里、合谷部肌筋，点肩髃、曲池等穴，搓揉肩肌来回数遍。每次按摩时间 20 ~ 30 分钟，每日 1 ~ 2 次。7 日为 1 疗程。

5.7.2　下肢麻痛

拿阴廉、承山、昆仑肌筋，揉捏伏兔、承扶、殷门部肌筋，点腰阳关、环跳、足三里、委中、承山、解溪、三阴交、涌泉等穴，搓揉腓肠肌数十遍，手劲刚柔相济，以深透为度。每次按摩时间 20 ~ 30 分钟，每日 1 ~ 2 次。7 日为 1 疗程。

附　录 A

（规范性附录）

糖尿病周围神经病变的中医治疗模式

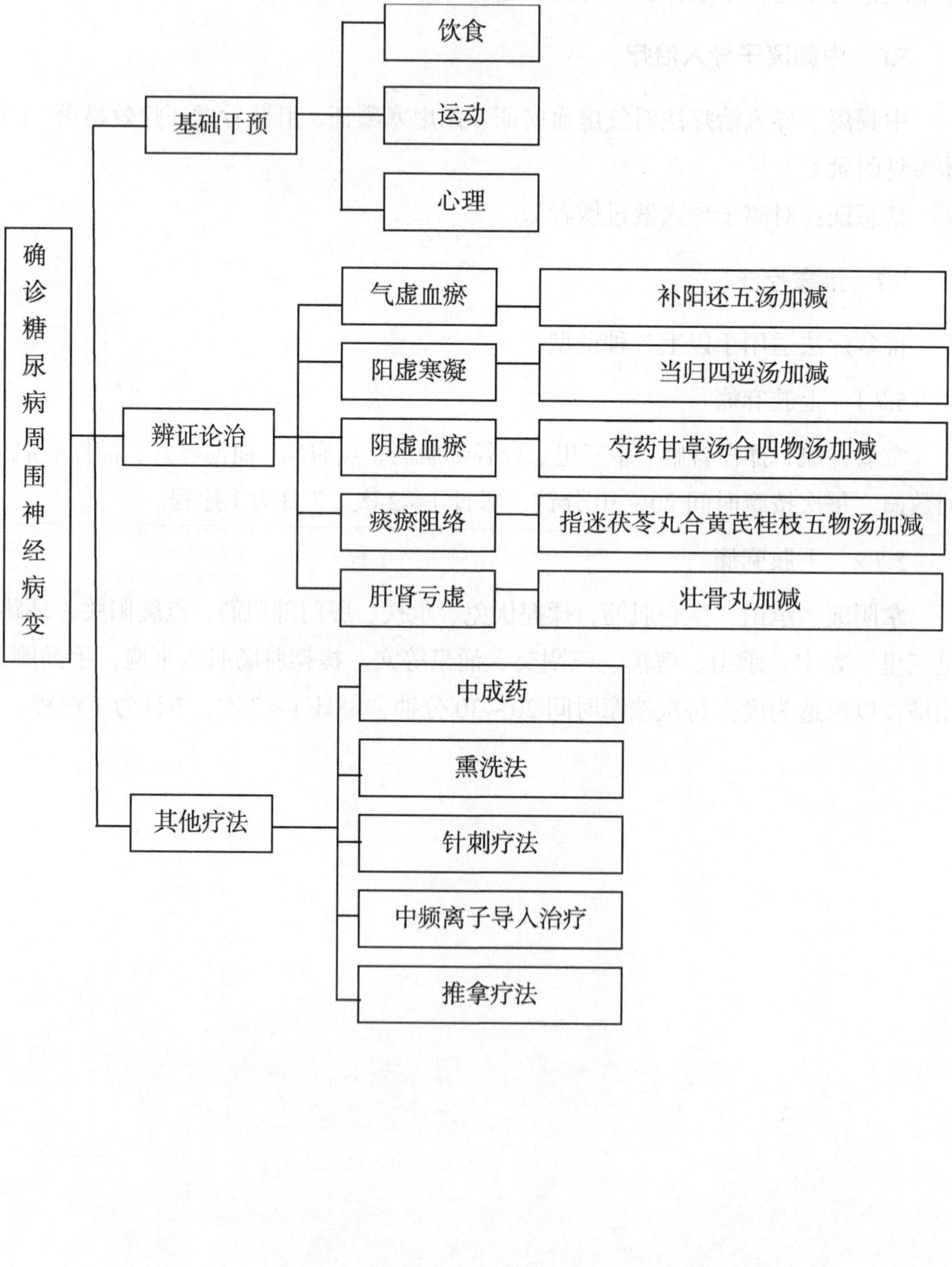

附　录　B

（资料性附录）

外　洗　方

B.1　外洗方 1

组成：制川乌、制草乌、生麻黄、川桂枝、艾叶、透骨草、鸡血藤、川芎、红花、姜黄、制乳香、制没药。

功效：温经散寒，通络止痛。

适应证：适用于阳虚寒凝，瘀血阻络证。

注意事项：对本品过敏者、皮肤破溃者禁用。

B.2　外洗方 2

组成：黄芪、当归、鸡血藤、桃仁、红花、川芎、炒白芍、木瓜、路路通、牛膝。

功效：益气活血，化瘀止痛。

适应证：适用于气虚血瘀证。

注意事项：对本品过敏者、皮肤破溃者禁用。

B.3　外洗方 3

组成：羌活、独活、肉桂、桑寄生、杜仲、忍冬藤、伸筋草、牛膝、丹参、细辛、川椒、海桐皮、路路通。

功效：滋补肝肾，补益止痛。

适应证：适用于肝肾亏虚证。

注意事项：对本品过敏者、皮肤破溃者禁用。行动不便者慎用。

附　录　C

（资料性附录）

中药离子导入方

C.1　中药导入 1

组成：川乌、草乌、透骨草、白芥子、鸡血藤、赤芍、川牛膝、延胡索、红花。

功效：通经活络止痛。

适应证：阳虚寒凝、络脉瘀阻证。

注意事项：对离子导入液过敏者禁用；有灼伤者可参考外科常规处理，并停止该项治疗。

C.2　中药导入 2

组成：羌活、独活、当归、川芎、川乌、草乌、肉桂、忍冬藤、伸筋草、牛膝、丹参、细辛、川椒、艾叶、海桐皮、透骨草、防风、桑寄生、杜仲、路路通、桂枝。

功效：滋补肝肾，活血通络止痛。

适应证：肝肾亏虚、瘀血阻络证。

注意事项：对离子导入液过敏者禁用；有灼伤者可参考外科常规处理，并停止该项治疗。

C.3　中药导入 3

组成：黄芪、丝瓜络、海桐皮、鸡血藤、丹参、牛膝、桂枝、当归、川芎、赤木、丹皮、赤芍、白芍、桃仁、红花。

功效：益气温阳，活血化瘀止痛。

适应证：气虚血瘀证。

注意事项：对离子导入液过敏者禁用；有灼伤者可参考外科常规处理，并停止该项治疗。

第 6 部分　糖尿病勃起功能障碍

1　范围

本部分规定了糖尿病勃起功能障碍诊断、辨证和治疗。

本部分适用于糖尿病勃起功能障碍诊断治疗。

2　术语和定义

下列术语和定义适用于本部分。

2.1　糖尿病勃起功能障碍　erectile dysfunction

勃起功能障碍以糖尿病代谢异常所致男性阳事痿而不举，或临房举而不坚，或坚而不久，不能进行满意的性生活为特征。基本病机为心、脾、肝、肾受损，经脉空虚，或经络阻滞，导致宗筋失养而发病。病位在宗筋。本病属中医学“阳痿”、“阴痿”、“筋痿”、“阴器不用”、“宗筋弛纵”等范畴。

2.2　阳痿　impotence

因命门火衰，肝肾亏虚，或因惊恐、抑郁等所致。以阴茎萎软，或举而不坚，不能插入阴道进行性交为主要表现的痿病类疾病。

[GB/T 16751.1-1997　中医临床诊疗术语 疾病部分　10.19 阳痿]

2.3　阴痿　vagina atrophy

阴痿是指有性欲要求，但当性冲动或与男性接触时，阴道内分泌物即大量排出。

2.4　筋痿　sinew wilting

筋痿多由　痹、骨痹等病，长期卧床不起，精气亏损，筋脉失养所致。以肢体挛急，屈不能伸，渐至萎弱不用为主要表现的肢体痿病类疾病。

[GB/T 16751.1-1997　中医临床诊疗术语 疾病部分 20.17 筋痿]

2.5　宗筋弛纵　flaccid foot

宗筋弛纵，即阳痿。指青壮年男子，由于虚损、惊恐或湿热等原因，致使宗筋弛纵，引起阴茎萎软不举，或临房举而不坚的病证。

3 诊断

3.1 病史

有糖尿病病史。

3.2 临床表现

3.2.1 症状及体征

典型的糖尿病勃起功能障碍，包括糖尿病和勃起功能障碍两组症状。糖尿病症状可有口渴多饮、多食而瘦、尿多而甜为主的症状；也可表现为非典型症状，如乏力、懒动、易疲劳、皮肤瘙痒或外阴瘙痒、皮肤化脓性感染、视物模糊等。勃起功能障碍以阳事痿而不举，或临房举而不坚，或坚而不久，不能进行满意的性生活为特征。

3.2.2 理化检查

监测血糖，同时可行多普勒血流检测、夜间阴茎增大试验等相关专科检查以辅助临床诊断与治疗。（具体参见附录 A）

3.2.3 分级标准

根据近 6 个月的情况评估：总分≥22 分为正常，≤21 分诊断存在勃起功能障碍，12 ~ 21 分为轻度，8 ~ 11 分为中度，5 ~ 7 分为重度。（具体参见附录 B）

4 辨证

4.1 肝气郁结证

阳事不起，或起而不坚，情志抑郁，喜叹息，或烦躁易怒，胸胁或少腹胀满，舌质红，苔薄白，脉弦。

4.2 气滞血瘀证

阳痿不举，龟头青暗，或见腰、小腹、会阴部位的刺痛或不适，舌质紫暗或有瘀斑瘀点，脉弦涩。

4.3 湿热下注证

阴茎痿软，勃而不坚，阴囊潮湿气臊，下肢酸重，尿黄，或胁胀腹闷，肢体困倦，泛恶口苦，舌红苔黄腻，脉弦数或滑数。

4.4 心脾亏虚证

阳痿不举，精神不振，失眠健忘，胆怯多疑，心悸自汗，纳少，面色无华，或失眠多梦，食少纳呆，腹胀泛恶，舌淡，苔薄白，脉弱。

4.5　阴阳两虚证

阳事不举，遗精早泄，眩晕耳鸣，神疲，畏寒肢冷，五心烦热，心悸腰酸，舌瘦质红，少津，脉沉细数。

5　治疗

5.1　治疗原则

本病辨治要点在于把握糖尿病治疗和勃起功能障碍治疗的关系。糖尿病是本，勃起功能障碍是标，还须把握降糖与治痿的因果及主次关系，有效地控制血糖是治疗本病的前提，而改善血运，调节局部血管神经的功能状态是关键。其治疗原则：实证者，肝郁宜疏通，湿热应清利，血瘀宜活血；虚证者，肾虚宜补益，结合养精；心脾血虚当调养气血，佐以温补开郁；虚实夹杂者需标本兼顾。（中医治疗模式参见附录 C）

5.2　分证论治

5.2.1　肝气郁结证

治法：疏肝解郁，行气振痿。

方药：逍遥散（《太平惠民和剂局方》）加减。柴胡、当归、白芍、白术、茯苓、生姜、薄荷。

加减：肝郁化火，急躁易怒，口干口苦，目赤尿黄，加丹皮、栀子。

5.2.2　气滞血瘀证

治法：行气活血，化瘀起痿。

方药：少腹逐瘀汤（《医林改错》）加减。小茴香、干姜、延胡索、当归、川芎、肉桂、赤芍、生蒲黄、五灵脂。

加减：会阴刺痛甚加三棱、莪术；阴茎举而不坚加九香虫、露蜂房、蜈蚣（研末冲服）、阳起石等；阴部发冷加附子、淫羊藿、补骨脂、鹿茸。

5.2.3　湿热下注证

治法：清热化湿。

方药：龙胆泻肝汤（《兰室秘藏》）加减。龙胆草、黄芩、栀子、泽泻、车前子、生地、当归、柴胡。

加减：阴部瘙痒、潮湿甚加地肤子、蛇床子。

5.2.4　心脾亏虚证

治法：补益心脾。

方药：归脾汤（《济生方》）加减。党参、龙眼肉、白术、黄芪、当归、茯神、酸枣仁、木香、远志。

加减：夜寐不酣加夜交藤、合欢皮；腹胀泛恶，痰湿内盛加半夏、厚朴、竹茹。

5.2.5　阴阳两虚证

治法：阴阳双补，通络振痿。

方药：二仙汤（《中医方剂临床手册》）加减，或（合）肾气丸《金匮要略》加减。仙茅、淫羊藿、巴戟天、当归、黄柏、知母、桂枝、附子、熟地、山萸肉、山药、茯苓、丹皮、泽泻。

加减：肾虚不固，滑精频繁，精薄清冷者，可合金锁固精丸（《医方集解》）及水陆二仙丹（《洪氏集验方》）加减（沙苑蒺藜、芡实、莲须、龙骨、牡蛎、金樱子）。

5.3　中成药

中成药的选用必须适合该品种的证型，切忌盲目使用，建议选用无糖颗粒剂、胶粒剂、浓缩丸或片剂。

五子衍宗丸，用于肾虚精亏证。口服，水蜜丸一次6g，一日2次。

参茸丸，用于肾虚肾寒证。口服，一次1丸，一日2次。

金匮肾气丸（浓缩丸），用于肾阳虚证。口服，一次8丸，一日3次。

5.4　针灸

5.4.1　体针

取穴神阙、气海、关元、肾俞、命门、百会、太溪、足三里，前三穴用灸法，余用针刺施以补法，使腹部穴热感传至阴部，适用于各型患者。主穴取大赫、命门，配穴足三里、气海、关元，适用于肾虚精亏者。主穴取肾俞、命门、三阴交、关元，偏肾阳虚者，加太溪、气海，偏肾阴虚者，加太溪、太冲，肝郁者加肝俞、太冲，脾虚者加脾俞、足三里。

5.4.2　耳针

取穴精宫、外生殖器、睾丸、屏间、脑、神门、内分泌。适用于各型患者。

5.4.3　电针

取腰阳关、命门、肾俞、次　、曲泉、足三里、太溪、催欲穴（阴茎上下左右各 1 穴），用电针仪以每分钟 60 ~ 120 次频率的脉冲电波刺激 20 ~ 30 分钟。适用于非器质性患者。

5.4.4　艾灸

取气海、关元、三阴交，每穴用艾条温和灸 10 分钟，每日 1 次，10 次为 1 疗程。或艾炷灸关元，每次 100 ~ 200 壮。适用于肾阳虚者。

5.4.5　穴位注射

用维生素 B_1 注射液 50mg 或丙酸睾酮 5mg，轮流注入关元、中极、肾俞，或用鹿茸精注射液 4ml，气海、关元、中极、曲骨、足三里（双）各 0.5ml，命门 1ml，进针深度以酸胀为宜。

附 录 A
（资料性附录）
糖尿病勃起功能障碍的相关理化检查

A.1 血液检查

A.1.1 血糖

采用静脉血浆测定空腹血糖、餐后 2 小时血糖及糖化血红蛋白，了解糖尿病的控制情况。

A.1.2 激素

必要时可测定血清促卵泡激素（FSH）、促黄体激素（LH）、催乳素（PRL）、三碘甲状腺原氨酸（T_3）、甲状腺素（T_4）、雌二醇（E_2）及睾酮（T）等。 一般采用酶联免疫法、放射免疫法。

A.2 多普勒血流检测

建议行阴茎多普勒血流检测，判断 ED 的程度。

A.3 夜间阴茎涨大试验

方法：受检者需在监测室自然睡眠一晚，佩戴一次性电极贴片于相应部位，大腿捆绑记录盒，次日清晨由经治医师拆下记录盒，分析结果，指导诊断和治疗。

监测指标包括：阴茎的勃起次数、持续时间、长度、周径与血容量的变化。

A.4 阴茎动脉血流彩色多功能超声检查

A.5 勃起功能障碍的神经检测

A.5.1 阴茎背神经体感诱发电位（DKDSEP）

受试者仰卧位，刺激电极用环形电极，同时刺激双侧阴茎背神经，阴极置于近阴茎根部约 1 cm 处，阳极置于其远端间隔 2 cm 处；记录电极为针电极，置于头部 Cz′ （Cz 后 2 cm）（为保证可靠性，同时于 Cz 置一记录电极作对照），参考电极置于 FPz；地线置于手腕，极间电阻 $< 5\ k\Omega$；刺激强度为感觉阈上、不致明显疼痛为限，时程 0.1ms，速率 1Hz，平均叠加 200 次；带通 1 ~ 300Hz。测试重

复二轮，以保证各电位的可重复性，结果为两轮测试叠加而成。

A.5.2　球海绵体肌反射（BCR）

记录电极用针电极插入会阴下球海绵体肌，参考电极置髂前上棘；平均叠加 50 次。其他同 DKDSEP 检测。

附 录 B

（规范性附录）

勃起功能国际问卷（Ⅱ EF-5）评分表

问题	分数						
	0	1	2	3	4	5	得分
1.对阴茎勃起和维持勃起信心多大?		很低	低	中等	高	很高	
2.受到刺激勃起时，有多少次勃起硬度足以插入阴道?	无性生活	几乎没有或完全没有	少数几次	大约半数	多于半数	几乎总能或总能	
3.插入阴道后，有多少次能维持阴茎勃起?	没有尝试性交	几乎没有或完全没有	少数几次	大约半数	多于半数	几乎总能或总能	
4.性交时，维持阴茎勃起至性交完毕有多大困难?	没有尝试性交	非常困难	很困难	困难	有些困难	不困难	
5.性交时,有多少次感到满足?	没有尝试性交	几乎没有或完全没有	少数几次	大约半数	多于半数	几乎总能或总能	

注：美国国立卫生研究机构（NIH）共识小组制定的标准暨勃起功能指数评分（index of international erectile function，IIEF）标准

附　录　C

（规范性附录）

糖尿病勃起功能障碍中医诊疗流程图

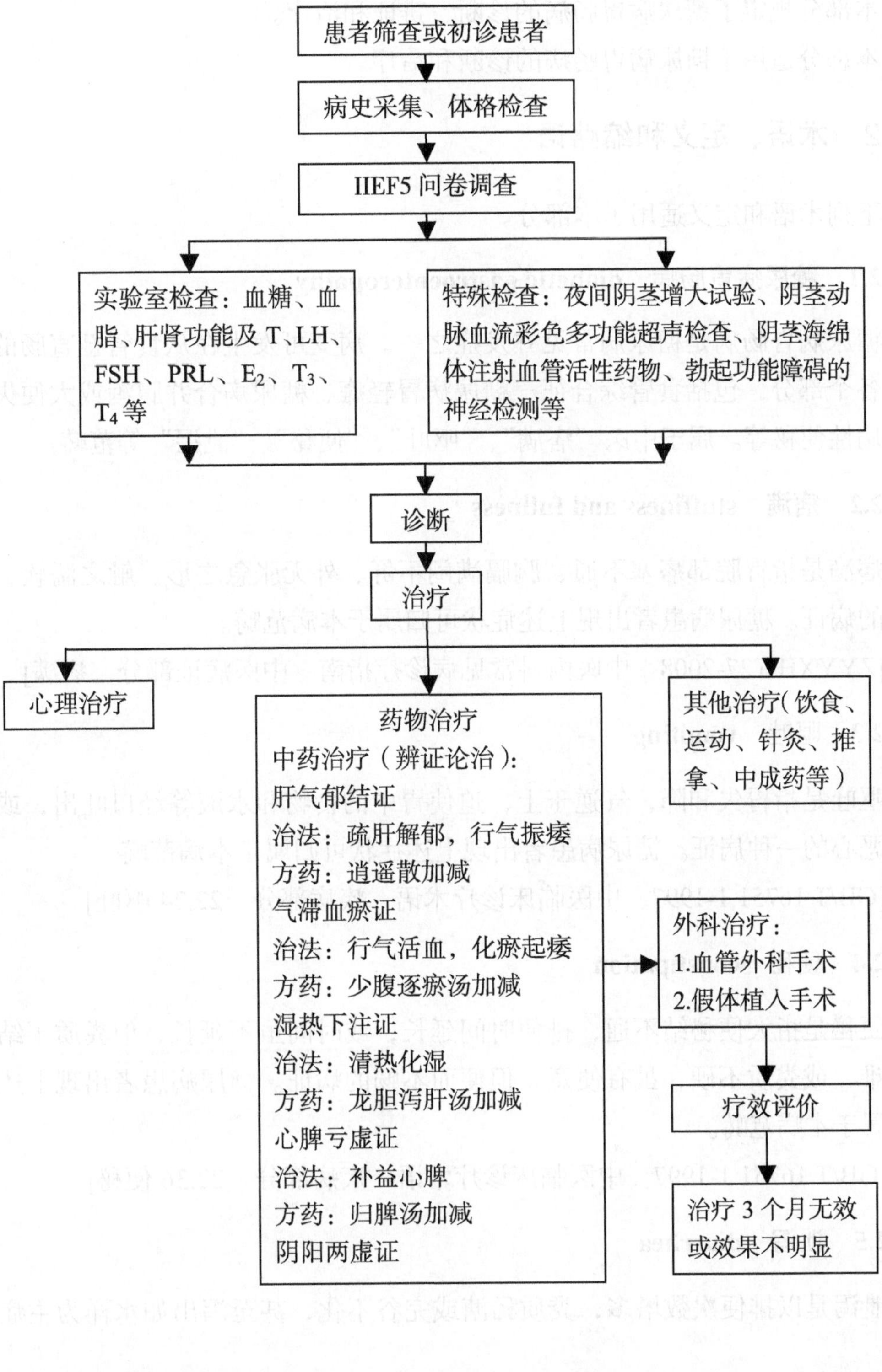

第7部分　糖尿病胃肠病

1　范围

本部分规定了糖尿病胃肠病的诊断、辨证和治疗。

本部分适用于糖尿病胃肠病的诊断和治疗。

2　术语、定义和缩略语

下列术语和定义适用于本部分。

2.1　糖尿病胃肠病　diabetic gastroenteropathy

糖尿病胃肠病是糖尿病常见并发症之一。病变可发生在从食管至直肠的消化道的各个部分，包括食管综合征、糖尿病胃轻瘫、糖尿病合并腹泻或大便失禁、糖尿病性便秘等。属于中医“痞满”、“呕吐”、“便秘”、“泄泻”等范畴。

2.2　痞满　stuffiness and fullness

痞满是指胃脘部痞塞不通、胸膈满闷不舒、外无胀急之形、触之濡软、按之不痛的病证。糖尿病患者出现上述症状可归属于本病范畴。

[ZYYXH/T27-2008　中医内科常见病诊疗指南　中医病证部分　痞满]

2.3　呕吐　vomiting

呕吐是指胃失和降，气逆于上，迫使胃中的食物和水液等经口吐出，或仅有干呕恶心的一种病证。糖尿病患者出现上述症状可归属于本病范畴。

[GB/T 16751.1-1997　中医临床诊疗术语　疾病部分　22.24 呕吐]

2.4　便秘　constipation

便秘是指大便秘结不通，排便时间延长，或时间虽不延长，但粪质干结，排出艰难，或粪质不硬，虽有便意，但便而不畅的病证。糖尿病患者出现上述症状可归属于本病范畴。

[GB/T 16751.1-1997　中医临床诊疗术语　疾病部分　22.36 便秘]

2.5　泄泻　diarrhea

泄泻是以排便次数增多，粪质稀溏或完谷不化，甚至泻出如水样为主症的病证。糖尿病患者出现上述症状可归属于本病范畴。

[GB/T 16751.1-1997　中医临床诊疗术语　疾病部分　22.35 泄泻]

3　诊断

根据糖尿病病史，症见恶心呕吐、胃脘部痞闷不舒、早饱、嗳气泛酸、纳差、腹泻、便秘等，辅助检查提示胃肠道动力紊乱，且排除基础胃肠道疾病等后予以诊断。

3.1　糖尿病性胃轻瘫

3.1.1　病史

病程较长的糖尿病病史。

3.1.2　临床表现

3.1.2.1　症状

有或无典型“三多一少”的症状，伴有恶心、呕吐、嗳气、早饱、上腹部不适或疼痛、食欲不振等消化道症状。

3.1.2.2　体征

多无典型的体征，有时表现为上腹部轻压痛、体重下降。

3.1.3　理化检查

3.1.3.1　胃运动功能障碍。

3.1.3.2　胃排空试验，目前核素扫描是金标准，提示胃排空延迟。

3.1.3.3　胃-幽门-十二指肠测压，近端胃底、胃窦压力降低，幽门长且高幅的收缩压力增加，消化间期移行性复合运动Ⅲ相减少或消失。

3.1.3.4　胃电活动记录，胃电节律失常，主要是胃电过速，其次是节律紊乱及胃电过缓。

3.1.3.5　须排除胃、十二指肠器质性病变及肠道、肝、胆、胰腺病变，以及代谢紊乱（尿毒症、高钙和低血钾）、甲状腺功能减低症、多发性硬化、脊髓损伤及自主神经损伤等，以及某些影响胃排空的药物。

3.2　糖尿病性泄泻

[参照 ZYYXH/T29-2008　中医内科常见病诊疗指南　中医病证部分　泄泻]

3.2.1　病史

病程较长的糖尿病病史。积极控制血糖及对症处理有效。

3.2.2　临床表现

3.2.2.1　症状

大便次数增多，每日 3 次以上，便质稀溏或呈水样便，大便量增加。症状持续 1 天以上。

3.2.2.2　体征

多无典型的体征，有时表现为腹部轻压痛。

3.2.3　理化检查

3.2.3.1　大便常规检查正常，大便致病菌培养阴性。

3.2.3.2　消化道钡餐检查可有小肠吸收不良征象，纤维结肠镜检查可有结肠黏膜充血、水肿。

3.3　糖尿病性便秘

[参照 ZYYXH/T30-2008　中医内科常见病诊疗指南　中医病证部分　便秘]

3.3.1　病史

病程较长的糖尿病病史。常有饮食不节、情志内伤、劳倦过度等病史。

3.3.2　临床表现

3.3.2.1　症状

大便粪质干结，排出艰难，或欲大便而艰涩不畅。排便间隔时间超过自己的习惯 1 天以上，或两次排便时间间隔 3 天以上。常伴有腹胀、腹痛、口臭、纳差及神疲乏力、头眩心悸等症。

3.3.2.2　体征

多无典型的体征，有时表现为腹部轻压痛。

3.3.3　理化检查

消化道钡餐检查可有小肠吸收不良征象，肠动力检查蠕动减弱。

3.4　鉴别诊断

3.4.1　痞满与鼓胀相鉴别

鼓胀与痞满同为腹部病证，且均有胀满之感，但鼓胀以腹部外形胀大如鼓为特征；痞满则自觉满闷，外无胀大之形；鼓胀病在大腹，或有形或无形；痞满病在胃脘，均为无形；鼓胀按之腹皮急；痞满按之柔软。

3.4.2　呕吐与反胃相鉴别

反胃表现为饮食入胃，停滞胃中，良久尽吐而出，吐出转舒。而呕吐是以有声有物为特征，实者食入即吐，或不食亦吐，并无规律，虚者时吐时止，或干呕恶心，但多吐出当日之食。

3.4.3　呕吐与噎嗝相鉴别

噎嗝虽有呕吐症状，但以进食梗阻不畅，或食不得入，或食入即吐为主要表现。所云食入即吐是指咽食不能入胃，随即吐出。呕吐病在胃，噎嗝病在食道。呕吐病程较短，病情较轻，预后良好；噎嗝病情较重，病程较长，治疗困难，预后不良。

3.4.4　泄泻与痢疾相鉴别

泄泻以大便次数增加，粪质稀溏甚则如水样，或完谷不化为主症，大便不夹有脓血，也无里急后重，腹痛或有或无。而痢疾以腹痛、里急后重、便下赤白脓血为主症。

3.4.5　泄泻与霍乱相鉴别

霍乱是一种上吐下泻同时并作的病证，发病特征是来势急剧，变化迅速，病情凶险，起病时先突然腹痛，继则吐泻交作，所吐之物均为未消化之食物，气味酸腐热臭；所泄之物多为黄色粪水，或如米泔，常伴恶寒、发热，部分患者在吐泻之后，津液耗伤，迅速消瘦，或发生转筋，腹中绞痛；或吐泻剧烈，则见面色苍白，目眶凹陷，汗出肢冷等津竭阳衰之危候。

3.4.6　便秘与积聚相鉴别

积聚与便秘均可出现腹部包块。但便秘者，常出现在小腹左侧，积聚则腹部各处均可出现；便秘多扪及索条状物，积聚则形状不定；便秘之包块为燥屎内结，通下排便后消失或减少，积聚之包块则与排便无关。

4　辨证

4.1　糖尿病性胃轻瘫

4.1.1　肝胃不和证

胃脘胀满，胸闷嗳气，恶心、呕吐，胸闷，大便不爽，得嗳气、矢气则舒，苔薄白，脉弦。

4.1.2　痰湿内阻证

脘腹痞闷，闷塞不舒，胸膈满闷，头晕目眩，身重肢倦，恶心呕吐，不思饮食，口淡不渴，小便不利，舌体大，边有齿痕，苔白厚腻，脉濡或滑。

4.1.3　寒热错杂证

胃脘痞满，遇冷加重，嗳气，纳呆，嘈杂泛酸，或呕吐，口干口苦，肢冷便溏，舌淡，苔白或微黄，脉弦或缓。

4.1.4　脾胃虚弱证

脘腹痞闷，喜温喜按，恶心欲吐，纳呆，身倦乏力，大便稀溏，舌淡苔白，脉沉细。

4.1.5　胃阴不足证

口干咽燥，食后饱胀或疼痛，饥不欲食，时有干呕，呃逆，或便秘纳差，舌红少津，苔薄黄，脉细数。

4.1.6　瘀血停滞证

胃脘疼痛，痛如针刺，食后腹胀，面色晦暗，恶心，大便时干时溏，或见吐血、黑粪，舌质紫暗、或有瘀斑，脉涩。

4.2　糖尿病性泄泻

4.2.1　肝脾不和证

泄泻腹痛，每因情志不畅而发或加重，泻后痛缓，胸胁胀闷，嗳气，食欲不振，舌淡红，苔薄白，脉弦。

4.2.2　脾胃虚弱证

大便时溏时泻，饮食稍有不慎即发或加重，食后腹胀，痞闷不舒，纳呆食少，身倦乏力，四肢不温，少气懒言，舌淡苔白，脉细弱。

4.2.3　脾肾阳虚证

消渴病病程较长，黎明之前脐腹作痛，或无痛性腹泻，肠鸣即泻，泻下完谷，可有大便失禁，伴乏力倦怠，身体消瘦，形寒肢冷，腰膝酸软，舌淡苔白，脉沉细无力。

4.3　糖尿病性便秘

4.3.1　胃肠积热证

大便干结，腹胀腹痛，面红身热，口干口臭，心烦不安，小便短赤，舌红苔黄，脉滑数。

4.3.2　气虚便秘证

大便干结，或便质不硬但临厕努挣乏力，便难解出，汗出气短，面白神疲，倦怠乏力，舌淡苔白，脉弱。

4.3.3　阴虚肠燥证

大便干结如羊屎，形体消瘦，头晕耳鸣，盗汗颧红，腰膝酸软，失眠多梦，舌红少苔，脉细数。

4.3.4　阳虚便秘证

大便干或不干，排出困难，小便清长，面色㿠白，四肢不温，腹中冷痛，得热则减，腰膝冷痛，舌淡苔白，脉沉迟。

5　治疗

5.1　治疗原则

糖尿病性胃轻瘫应当根据病因、病位、寒热、虚实之不同而辨证论治，病机关键在于胃气不和。治则当以和胃降逆为法。

糖尿病性泄泻以排便次数增多，粪便清稀为特征。在辨证时，首先应区分寒、热、虚、实。根据寒热虚实之不同，分别予温阳散寒，清热祛湿，益气健脾，抑肝扶脾等治法。

糖尿病性便秘有虚实之别，实证又有热结、气郁之不同，虚证又有气血阴阳之异。根据虚实之不同，分别给予清热润肠，顺气行滞，益气润肠，养血润燥，滋阴增液，温阳通便等治法。（中医治疗模式参见附录 A）

5.2　分证论治

5.2.1　糖尿病性胃轻瘫

5.2.1.1　肝胃不和证

治法：疏肝理气，和胃消痞。

方药：柴胡疏肝散（《景岳全书》）加减。柴胡、香附、川芎、陈皮、枳壳、白芍、甘草。

加减：胀满重加青皮、郁金、木香；疼痛甚加川楝子、延胡索；气郁化火，口苦咽干，加栀子、黄芩，或左金丸；呕吐甚，加半夏、生姜、茯苓。

5.2.1.2　痰湿内阻证

治法：除湿化痰，理气宽中。

方药：二陈平胃散（《症因脉治》）加减。半夏、茯苓、陈皮、甘草、苍术、厚朴。

加减：气滞腹痛，加用枳壳；痰浊蒙蔽清阳，头晕目眩，加用白术、天麻；

不欲饮食，加砂仁、白蔻仁；痰郁化火，烦闷口苦，加用黄连、竹茹。

5.2.1.3　寒热错杂证

治法：寒热并治，调和肠胃。

方药：半夏泻心汤（《伤寒论》）加减。炙甘草、黄芩、干姜、半夏、黄连、人参。

加减：干噫食臭、胁下有水气，用生姜；痞利甚、干呕心烦，重用炙甘草。

5.2.1.4　脾胃虚弱证

治法：补气健脾，升清降浊。

方药：补中益气汤（《脾胃论》）加减。人参、黄芪、白术、甘草、当归、升麻、陈皮。

加减：若胀闷甚，加木香、枳壳、厚朴；若胃虚气逆，心下痞硬，加旋覆花、代赭石；病久及肾，肾阳不足，腰膝酸软，加附子、肉桂、吴茱萸。

5.2.1.5　胃阴不足证

治法：益胃生津，和胃降逆。

方药：益胃汤（《温病条辨》）加减。沙参、麦冬、生地、玉竹。

加减：若阴虚甚，五心烦热，加石斛、天花粉、知母；呕吐甚，加竹茹、枇杷叶；便秘重，加火麻仁、瓜蒌仁。

5.2.1.6　瘀血停滞证

治法：活血化瘀，和胃止痛 。

方剂：失笑散（《太平惠民和剂局方》）合丹参饮（《时方歌括》）加减。丹参、檀香、砂仁、蒲黄、五灵脂。

加减：痛甚加元胡、郁金、枳壳；四肢不温，舌淡脉弱，加党参、黄芪益气活血；口干咽燥，舌光无苔，脉细，加生地、麦冬；便血加三七、白芨。

5.2.2　糖尿病性泄泻

5.2.2.1　肝脾不和证

治法：抑肝扶脾。

方药：痛泻要方（《景岳全书》引刘草窗方）加减。白术、白芍、防风、陈皮。

加减：胸胁脘腹胀满疼痛、嗳气，加香附、柴胡、郁金、木香；神疲乏力、纳呆加党参、砂仁。上腹部闷胀、恶心欲呕加厚朴、栀子、竹茹；挟食滞加神曲、麦芽、山楂。若症见泄泻腹痛，泻下急迫，粪色黄褐，气味臭秽，肛门灼热，小便短黄，烦热口渴，苔黄腻，脉滑数，为湿热泄泻，可用葛根、黄芩、黄连。

5.2.2.2　脾胃虚弱证

治法：健脾益气，升清降浊。

方药：参苓白术散（《太平惠民合剂局方》）加减。人参、茯苓、白术、桔梗、山药、甘草　白扁豆、莲子肉、砂仁、薏苡仁。

加减：脾阳不振、手足不温，加附子、干姜；气虚失运、满闷较重，加木香、枳壳、厚朴。久泻不愈、中气下陷，兼见脱肛，加升麻、黄芪。

5.2.2.3　脾肾阳虚证

治法：健脾温肾止泻。

方药：附子理中汤（《太平惠民和剂局方》）合四神丸（《证治准绳》）加减。炮附子、粳米、半夏、甘草、大枣、补骨脂、肉豆蔻、吴茱萸、五味子、生姜。

加减：年老体弱、久泻不止、中气下陷，加黄芪、党参、白术；泻下滑脱不禁，或虚坐努责，改用木香、肉豆蔻、罂粟壳；脾虚肾寒不甚，反见心烦嘈杂，大便见黏冻，改用乌梅、肉桂、干姜。

5.2.3　糖尿病性便秘

5.2.3.1　胃肠积热证

治法：邪热导滞，润肠通便。

方药：麻子仁丸（《伤寒论》）加减。火麻仁、芍药、枳实、大黄、厚朴、杏仁。

加减：若津液已伤，见口干渴，舌红少苔，可加生地、玄参、麦冬；若肺热气逆，咳喘便秘，加瓜蒌仁、苏子、黄芩；若兼郁怒伤肝，易怒目赤，加服芦荟、龙胆草。

5.2.3.2　气虚便秘证

治法：益气润肠。

方药：黄芪汤（《金匮翼》）加减。黄芪、陈皮、火麻仁。

加减：若气虚甚，可加用人参、白术；若气虚下陷脱肛，用黄芪、升麻；若气息低微，懒言少动，加用人参、麦冬、五味子；若日久肾气不足，腰酸乏力，可用人参、杜仲、枸杞、当归。

5.2.3.3　阴虚肠燥证

治法：滋阴清热，润肠通便。

方药：增液承气汤（《温病条辨》）加减。大黄、芒硝、玄参、麦冬、生地。

加减：阴虚甚、口干渴，加用芍药、玉竹、石斛助养阴之力；胃阴不足、口渴口干，加麦冬、玉竹、黄精；肾阴不足、腰膝酸软，加熟地；便秘兼面色少华、心悸气短、口唇色淡、舌淡苔白者，为血虚便秘，可加用当归、何首乌、枸杞等养血润肠。

5.2.3.4　阳虚便秘证

治法：温阳通便。

方药：济川煎（《景岳全书》）加减。当归、牛膝、肉苁蓉、泽泻、升麻、枳壳。

加减：若寒凝气滞、腹痛较甚，加肉桂、木香；胃气不和，恶心呕吐，加半夏、砂仁等；若老年虚冷便秘，可用肉苁蓉、锁阳；若脾阳不足，阴寒积冷，可用干姜、附子、白术。

5.3　中成药

中成药的选用必须适合该品种的中医证型，切忌盲目使用。建议选用无糖颗粒型、胶囊剂、浓缩丸或片剂。

六味安消胶囊：用于胃痛胀满，消化不良，便秘。一次 3～5 粒，一日 2～3 次。

保和丸：用于食积停滞，脘腹胀满，嗳腐吞酸，不欲饮食。一次 1～2 丸，一日 2 次。

枳实导滞丸：用于湿热积滞内阻，胸脘痞闷，下痢或泄泻或便秘。一次 5～9g，一日 2 次。

参苓白术散：用于脾胃虚弱，食少便溏。一次 2～3 袋，一日 2～3 次。

麻仁软胶囊：适用于糖尿病性便秘肠热阴虚证。一次 3～4 粒，一日 2 次。

补脾益肠丸：用于脾虚泄泻证。一次 5g，一日 3 次。

5.4　针灸

糖尿病胃肠病患者需要在血糖控制较好，且无皮肤过敏、溃疡、水肿等的情况下使用针灸理疗，谨防针灸后感染。

5.4.1　糖尿病性痞满

主穴：中脘、足三里、内关、三阴交、脾俞、胃俞、天枢。

配穴：肝胃不和配曲池、阳陵泉、太冲；脾胃虚弱配气海、关元、三阴交。

5.4.2　糖尿病性便秘

主穴：大肠俞、天枢、支沟、上巨虚。

热结加合谷、曲池；气滞加中脘、行间；气血虚弱加脾俞、胃俞；寒秘加神阙、气海。

5.4.3　糖尿病性腹泻

主穴：天枢、大肠俞、足三里。

配穴：脾俞、胃俞、肝俞、胆俞、小肠俞、肾俞。脾胃气虚型加百会、气海；脾肾阳虚型加关元、命门；肝郁脾虚型加内关、太冲、公孙；湿热内蕴型加阴陵泉、三阴交。

5.5　按摩法

患者平卧，左手掌顺时针方向摩脐，右手助力，可治疗糖尿病性便秘。

附　录　A

（规范性附录）

糖尿病合胃肠病的中医治疗模式

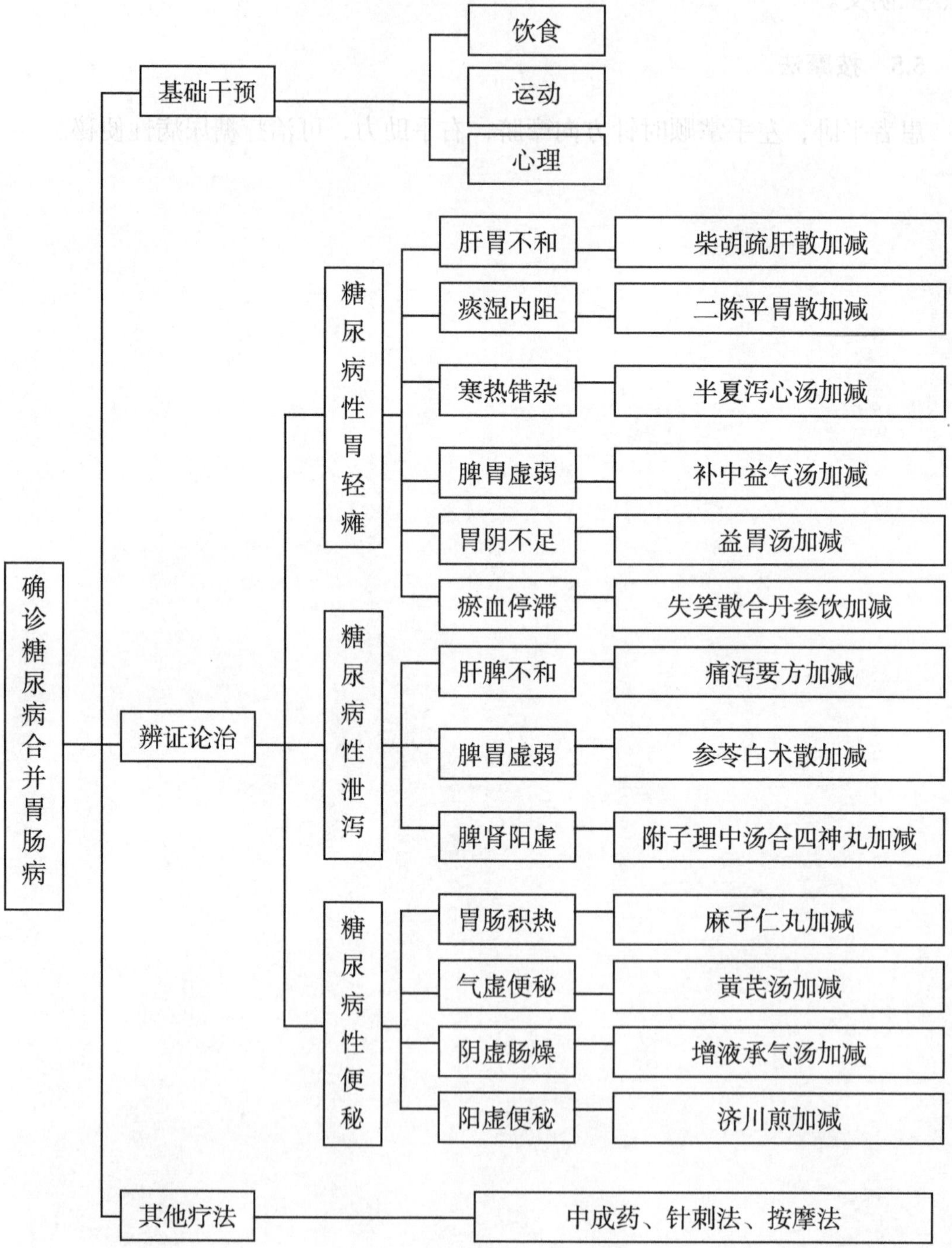

第 8 部分　糖尿病泌汗异常

1　范围

本部分规定了糖尿病泌汗异常的诊断、辨证和治疗。

本部分适用于糖尿病泌汗异常的诊断和治疗。

2　术语和定义

下列术语和定义适用于本部分。

2.1　糖尿病泌汗异常　diabetic sweating dysfunction

糖尿病泌汗异常是发生糖尿病自主神经病变时，汗腺功能失常而出现的汗液排泄异常，糖尿病汗腺功能异常多表现为下肢皮肤干、凉、出汗减少甚至无汗，而上半身尤其是面部及胸部大量汗出，其原因可能与支配汗腺的催汗纤维的传出途径障碍有关。

2.2　汗证　hyperhidrosis

汗证是指人体阴阳失调，营卫不和，腠理开阖不利而引起，以汗液外泄为主要临床表现的病证。糖尿病患者出现上述症状可归属于本病范畴。

[ZYYXH/T40-2008　中医内科常见病诊疗指南　中医病证部分　汗证]

2.3　自汗　spontaneous sweating

自汗是指不因劳累、炎热、衣着过暖、服用发汗药等因素而时时汗出，动辄益甚的汗出异常症状。糖尿病患者出现上述症状可归属于本病范畴。

[GB/T 16751.1-1997　中医临床诊疗术语　疾病部分　22.2 自汗]

2.4　盗汗　night sweating

盗汗是指睡时汗出，醒后汗止的汗出异常症状。糖尿病患者出现上述症状可归属于本病范畴。

[GB/T 16751.1-1997　中医临床诊疗术语　疾病部分　22.4 盗汗]

3 诊断

3.1 病史

有糖尿病病史。

3.2 临床表现

3.2.1 症状

全身多汗，或精神紧张即汗出增多，或进食时头面部汗出增多甚至大汗淋漓。出汗过少甚至无汗。

3.2.2 体征

肉眼可见患者体表汗出增多，触诊患者以头面部或上半身汗出过多为主，触摸皮肤潮湿。

肉眼可见汗出减少或无汗，触摸皮肤干燥。

3.3 理化检查

无特异性理化检查指标.

3.4 鉴别诊断

3.4.1 战汗

战汗主要见于发热患者，是机体正气与病邪斗争，驱邪外出的一种防御措施，其特点是全身战栗，随之汗出。而汗证汗出前并无全身战栗。

3.4.2 黄汗

黄汗是汗色发黄，染衣着色，因此可与汗证相鉴别。多见于黄疸病患者，偶可见于无明显黄疸的患者。

4 辨证

4.1 营卫不和证

时自汗出，周身汗出或以头部、胸部汗出为主，或但头汗出，可兼见肢体酸楚或身体微热。舌质淡，苔薄白，脉浮缓。

4.2 卫表不固证

汗出恶风，活动后加重，乏力倦怠。舌质淡，苔薄白，脉弱。

4.3　阴虚火旺证

盗汗，五心烦热，腰膝酸软，口干不多饮。舌质红，少苔，脉细数。

4.4　湿热蕴蒸证

头部蒸蒸汗出，口腻作渴，身热不扬，身体困重。舌红，苔黄腻，脉濡数或滑数。

4.5　阴津亏虚证

汗出减少，皮肤干燥，咽干口渴，或见两目干涩，腰膝酸软。舌质暗红少津，少苔或无苔，脉细。

4.6　肺胃热盛证

多饮多食或兼烦热，进餐时头面手足汗出蒸蒸，小便黄赤，大便干结。舌质红、苔黄而干，脉滑数或虚数。

5　治疗

5.1　治疗原则

糖尿病泌汗异常为虚实错杂之证。其病位在表，是由于腠理开阖失司而致，开多阖少则汗出过多，开少阖多则汗出过少。病位虽在腠理体表，但跟脏腑关系密切，治疗时应当详辨虚实盛衰，标本兼顾。(中医治疗模式参见附录 A)

5.2　分证论治

5.2.1　营卫不和证

治法：调和营卫。

方药：桂枝汤(《伤寒论》)加减。桂枝、白芍、炙甘草、生姜、大枣。

加减：自汗严重时，可酌加煅龙骨、煅牡蛎、麻黄根、浮小麦。

5.2.2　卫表不固证

治法：益气固表止汗。

方药：玉屏风散(《丹溪心法》)加减。黄芪、防风、白术。

加减：汗多加煅龙骨、煅牡蛎；气虚重加党参、炙甘草；若表虚不固又兼阳虚汗出，可辨证使用桂枝加附子汤治疗。

5.2.3　阴虚火旺证

治法：滋阴降火。

方药：当归六黄汤（《兰室秘藏》）加减。当归、生地、熟地、黄连、黄芩、黄柏、黄芪。或六味地黄丸（汤）（《小儿药证直诀》）加减。熟地、山药、山萸肉、泽泻、茯苓、丹皮。

加减：骨蒸潮热加知母、地骨皮、龟板、鳖甲；口干甚加麦门冬、玄参。

5.2.4　湿热蕴蒸证

治法：清热化湿。

方药：三仁汤（《温病条辨》）加减。杏仁、豆蔻、薏苡仁、厚朴、半夏、通草、滑石、竹叶。

加减：腹胀、便溏不爽加苍术、大腹皮；身痛困重加防己、大豆黄卷。

5.2.5　阴津亏虚证

治法：滋阴润燥。

方药：增液汤（《温病条辨》）加减。玄参、麦冬、生地。

加减：两目干涩甚加沙苑子、枸杞。

5.2.6　肺胃热盛证

治法：清泄肺胃。

方药：白虎加人参汤（《伤寒论》）加减。知母、生石膏、甘草、粳米、人参。

加减：胃热偏盛者加天花粉、黄连、栀子；汗出过多、气津两伤者加西洋参、麦冬、芦根。

5.3　中成药

玉屏风颗粒，用于表虚不固，自汗恶风，或体虚易感风邪者。一次 5g，一日 3 次。

知柏地黄丸（浓缩丸），用于阴虚火旺，潮热盗汗者。一次 8 丸，一日 3 次。

5.4　扑粉

5.4.1　轻粉方

川芎、藁本、白芷各 30g，米粉 50g，上药为末，用绢袋包裹，将皮肤擦干后，将此粉适量扑于汗出较多的体表，用于汗出过多者。

5.4.2　红粉方

麻黄根、煅牡蛎各 30g，煅赤石脂、煅龙骨各 15g，上药为末，用绢袋包裹，将皮肤擦干后，将此粉适量扑于汗出较多的体表，用于自汗过多者。

5.5　针灸

5.5.1　自汗

自汗者，取合谷、复溜穴，合谷针用泻法，复溜针用补法。

5.5.2　盗汗

盗汗者，取太溪、三阴交、内关穴，针用补法。

5.5.3　盗汗不止

盗汗不止者，取太溪、三阴交、内关穴，针用补法，加阴郄，针用泻法。

5.6　脐疗

五倍子为末，以温水调，填脐中，外用纱布固定之。用于盗汗。

附　录　A

（规范性附录）

糖尿病泌汗异常的中医治疗模式

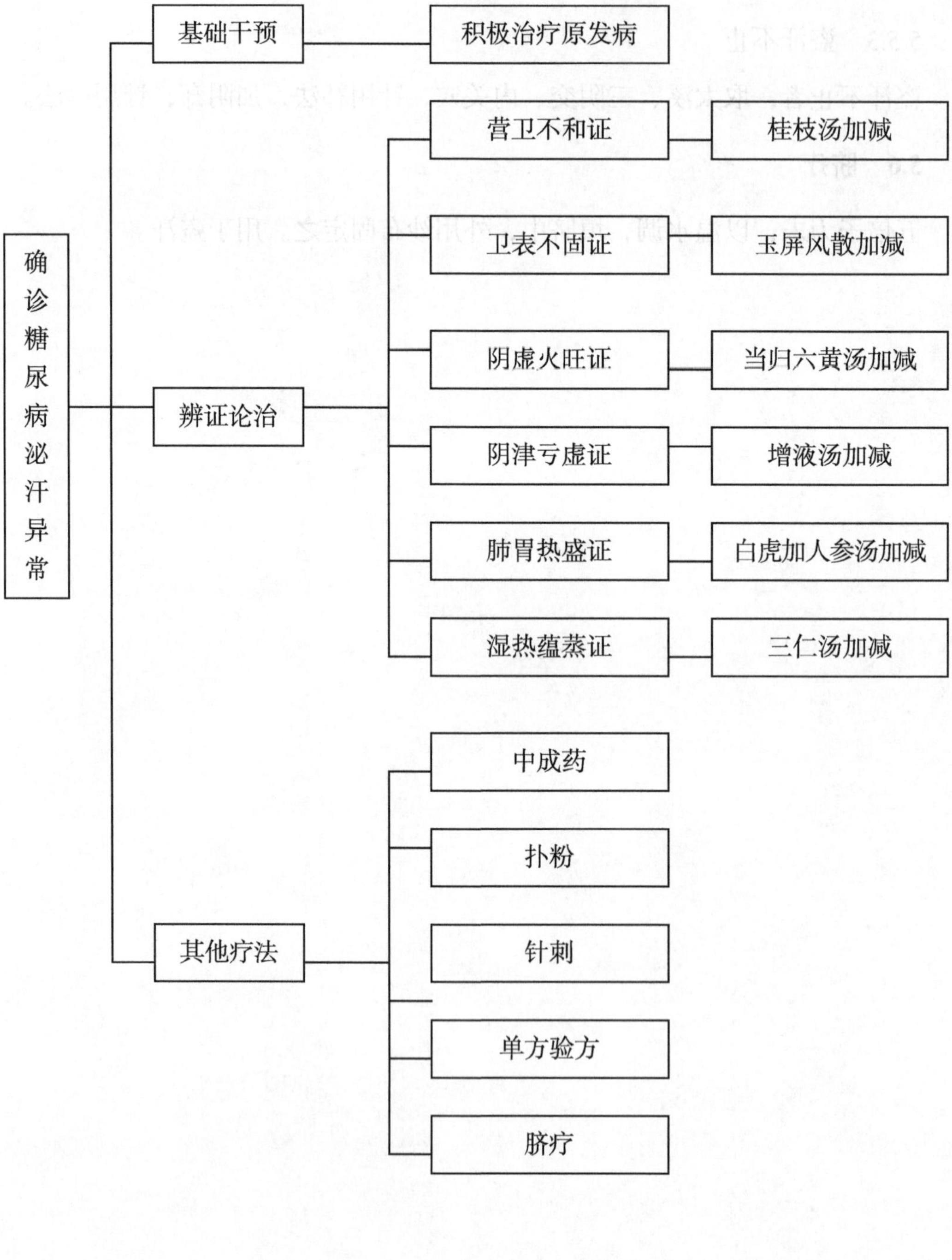

第9部分　糖尿病神经源性膀胱

1　范围

本部分规定了糖尿病神经源性膀胱的诊断、辨证和治疗。

本部分适用于糖尿病神经源性膀胱的诊断和治疗。

2　术语和定义

下列术语和定义适用于本指南。

2.1　糖尿病神经源性膀胱　diabetic neurogenic bladder

糖尿病神经源性膀胱是指由于自主神经尤其是副交感神经障碍所引起的排尿反射异常、膀胱功能障碍，主要表现为尿无力，尿潴留。

2.2　癃闭　dribbling urinary block

癃闭是以排尿困难、小便量少、点滴而出，甚至闭塞不通为主的病证。一般以小便不利、点滴而短少、病势较缓者称为癃，而以小便闭塞、点滴不通、病势较急者称为闭。糖尿病患者出现上述症状可归属于本病范畴。

[GB/T 16751.1-1997　中医临床诊疗术语　疾病部分 9.20 癃闭]

2.3　劳淋　fatigue strangury

劳淋以小便频数短涩、淋沥不已、小腹拘急、痛引腰腹、遇劳即发等为主要表现的淋病类疾病。因热淋等迁延日久或反复发作，邪毒蕴结，气阴亏虚，常因劳倦或外感而发。糖尿病患者出现上述症状可归属于本病范畴。

[GB/T 16751.1-1997　中医临床诊疗术语　疾病部分　9.16 劳淋]

3　诊断

3.1　病史

有糖尿病病史。

3.2　临床表现

3.2.1　症状

小便不利甚或点滴不出。

小腹胀满或胀痛。

小便不甚赤涩，但淋沥不已或张力性尿失禁。

3.2.2　体征

耻骨上触诊饱满或充盈有包块，叩诊呈浊音。

3.3　理化检查

B 超检查，可见膀胱残余尿量增加。

尿流动力学检查示最大尿流量（UF）降低；膀胱容量增大；膀胱收缩能力早期可见反射亢进，晚期则无反射、残余尿量增加。

膀胱压力容积（CMG）测定，逼尿肌无反射，多数患者膀胱内持续低压力。

3.4　鉴别诊断

3.4.1　癃闭与关格鉴别

关格指小便不通与呕吐并见的病证。而癃闭单纯指小便闭塞不通，没有呕吐及大便不通。

3.4.2　癃闭与转胞鉴别

转胞为脐下急痛、小便不通证，或有呕吐，为妇科病范畴，因妊娠胎气下压膀胱。癃闭以排尿困难、小便量少为特点，无脐下急痛等表现。

4　辨证

4.1　肾阳不足证

小便不利甚或点滴不出，神疲肢冷，腰膝酸软，舌质淡，苔白，脉沉。

4.2　脾肾亏虚证

小便不甚赤涩，但淋沥不已，时作时止，遇劳即发，腰酸膝软，神疲乏力，舌质淡，脉弱。

4.3　膀胱湿热证

小便不利疼痛、甚或点滴不出，小腹胀痛，口苦咽干，舌质红，苔黄腻，脉细数。

4.4　血瘀水停证

小便不利甚或点滴不出，小腹疼痛胀满，舌质紫暗，脉细或涩。

4.5　肝气郁滞证

小便不利甚或点滴不出，脘腹胸胁胀满，情志抑郁，舌质红或暗红，苔薄或薄黄，脉弦。

5　治疗

5.1　治疗原则

治疗糖尿病神经源性膀胱要标本兼顾，积极治疗原发病，控制血糖水平。糖尿病神经源性膀胱，可表现为癃或闭或劳淋，其病位在膀胱，但与肺、脾、肾、肝三焦等脏腑相关，治疗时要分清脏腑虚实。要根据病情的轻重、病程的长短，急则治其标，利尿以通水道，及时配合导尿与排尿训练；缓则治其本，健脾补肾益气以通水道。应当积极采取综合疗法，将中药内服与中药外用和针灸等疗法相结合。要注意调节情志，舒畅气机、通调水道。癃闭日久，蓄水酿毒，可生他疾，必须及时治疗。（中医治疗模式参见附录 A）

5.2　分证论治

5.2.1　肾阳不足证

治法：温补肾阳，通阳利水。

方药：金匮肾气丸（汤）（《金匮要略》）加减。熟地、山药、山萸肉、丹皮、茯苓、泽泻、肉桂、制附子先煎。

加减：尿闭重酌加王不留行、车前子。

5.2.2　脾肾亏虚证

治法：健脾益肾。

方药：无比山药丸（《太平惠民和剂局方》）加减。熟地、山药、山萸肉、茯苓、泽泻、肉苁蓉、菟丝子、五味子、赤石脂、巴戟天、杜仲、牛膝。

加减：少腹坠胀，可配合补中益气汤加减；腰膝酸软、怕冷甚，可配合右归丸加减治疗。舌红少苔，可配合知柏地黄丸加减治疗。

5.2.3　膀胱湿热证

治法：清利湿热。

方药：八正散（《太平惠民和剂局方》）加减。木通、车前子、萹蓄、瞿麦、滑石、栀子、大黄、甘草梢、灯心草。

加减：苔黄厚腻，湿热内盛，可酌加黄柏、苍术。

5.2.4　血瘀水停证

治法：化瘀利水。

方药：抵挡汤（《伤寒论》）合五苓散（《伤寒论》）加减。水蛭、虻虫、大黄、桃仁、桂枝、泽泻、茯苓、猪苓、白术。

加减：小腹胀满重加大腹皮。

5.2.5　肝气郁滞证

治则：理气疏肝，通调气机。

方药：沉香散（《金匮翼》）加减。沉香、石韦、滑石、王不留行、当归、冬葵子、白芍、甘草、橘皮。

加减：小便不利酌加车前子、泽泻；小腹胀满重酌加大腹皮。

5.3　中成药

中成药的选用必须适合该品种的证型，切忌盲目使用。建议选用无糖颗粒剂、胶粒剂、浓缩丸或片剂。

八正合剂，用于湿热下注证。每次15~20ml，每日3次。

五苓片，用于阳不化气、水湿内停所致的水肿。每次4~5片，每日3次。

萆　分清丸，用于肾不化气、清浊不分所致的白浊、小便频数。一次5~9g，一日2次。

5.4　针刺

5.4.1　实证

治法：清热利湿，行气活血。取足太阳、足太阴及相应俞、募穴为主。

主穴：秩边　三阴交　阴陵泉　中极　膀胱俞

配穴：湿热内蕴者，配委阳；邪热壅肺者，配尺泽；肝郁气滞者，配太冲、大敦；瘀血阻滞者，配曲骨、次髎、血海。

5.4.2　虚证

治法：温补脾肾，益气启闭。取足太阳经、任脉及背俞穴为主。

主穴：秩边　关元　脾俞　肾俞　三焦俞

配穴：中气不足者，配气海、足三里；肾气亏虚者，配太溪、复溜；无尿意或无力排尿者，配气海、曲骨。

5.4.3　耳针

选肾、膀胱、肺、肝、脾、三焦、交感、神门、皮质下、腰骶椎，每次选3~

5 穴，毫针用中强刺激，或用揿针埋藏或用王不留行籽贴压。

5.5　灸法

体虚者可灸关元、气海。

5.6　推拿

可采用少腹、膀胱区按摩法，以食指、中指、无名指三指并拢，按压中极穴；或用揉法或摩法，按顺时针方向在患者下腹部操作，由轻而重，用力均匀，待膀胱成球状时，用右手托住膀胱底，向前下方挤压膀胱，再用左手放在右手背上加压使排尿。

5.7　外敷法

用热毛巾或热水袋温敷小腹或会阴部，也可采取热水坐浴，以松弛膀胱括约肌和尿道各部位的痉挛。

附　录　A
（规范性附录）
糖尿病神经源性膀胱的中医治疗模式

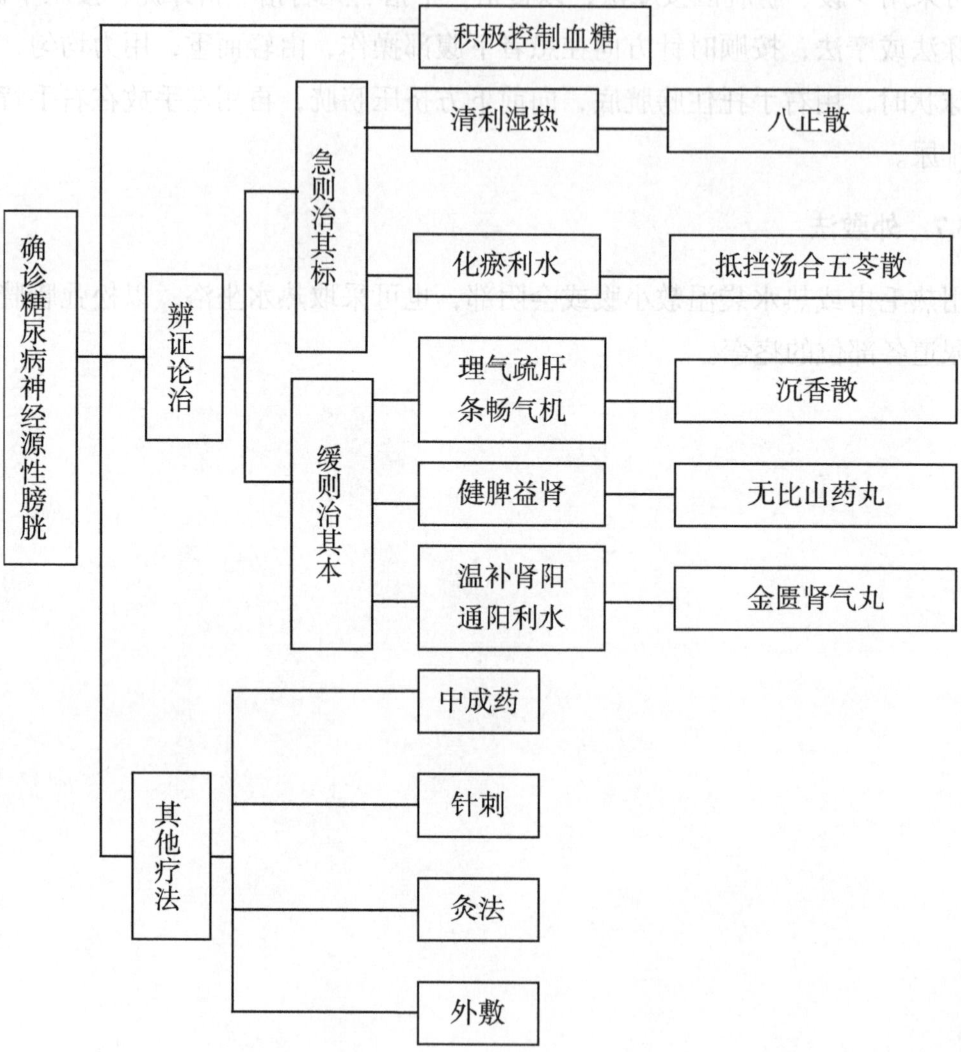

第10部分　糖尿病合并心脏病

1　范围

本部分规定了糖尿病合并心脏病的诊断、辨证和治疗。

本部分适用于糖尿病合并心脏病的诊断和治疗。

2　术语和定义

下列术语和定义适用于本部分。

2.1　糖尿病合并心脏病　diabetes mellitus with heart disease

糖尿病合并心脏病是指糖尿病并发或伴发的心脏血管系统的病变，涉及心脏的大、中、小、微血管损害。包括非特异性冠状动脉粥样硬化性心脏病（冠心病），微血管病变性心肌病和心脏自主神经功能失调所致的心律失常和心功能不全。属于中医“心悸”、“胸痹心痛”、“真心痛”等范畴。

2.2　胸痹心痛　thoracic obstruction with cardiodynia

因胸阳不振，阴寒、痰浊留踞胸廓，或心气不足，鼓动乏力。使气血痹阻，心失血养所致。以胸闷及发作性心胸疼痛为主要表现的内脏痹病类疾病。

[GB/T 16751.1-1997 中医临床诊疗术语 疾病部分　5.6 胸痹心痛]

2.3　真心痛　real cardiodynia

真心痛乃胸痹的进一步发展，症见胸痛剧烈，甚则疼痛持续不解，休息或服用药物后不能缓解，常伴有汗出肢冷、面白唇紫、手足青至节、脉微欲绝或结代等危急证候。

[GB/T 16751.1-1997 中医临床诊疗术语 疾病部分　5.7 真心痛]

3　诊断

在排除了其他器质性心脏病的前提下，消渴患者伴发心悸、胸闷、胸痛、气短、乏力等症即可诊断，如有以下证据可进一步明确诊断：曾出现心绞痛、心肌梗死或心力衰竭，心电图有缺血表现，具有严重的心律失常，X 线、心电图、超声心动图和心向量提示心脏扩大，CT 检查心脏形态、心功能、心肌组织检查和心肌灌注的定量分析确定有冠心病，MRI 提示大血管病变和清楚的心肌梗死部位，放射性核素可明确心梗部位并早期诊断冠心病。

3.1 病史

病程较长的糖尿病病史。

3.2 临床表现

3.2.1 症状

心悸，胸闷，胸痛，气短，乏力。

心绞痛，胸部有绞痛、紧缩、压迫或沉重感，由胸骨后放射到颈、上腹或左肩，持续时间 3～5 分钟，休息或含服硝酸甘油 2～3 分钟缓解，但糖尿病患者心绞痛常不典型。

无痛性心肌梗死，心肌梗死面积大，透壁心梗多，因心脏自主神经病变，痛觉传入神经功能减弱，24%～42%胸痛不明显，表现为无痛性心肌梗死，或仅有恶心呕吐、疲乏、呼吸困难、不能平卧等不同程度的左心功能不全。有的起病突然，迅速发展至严重的心律失常或心源性休克或昏迷状态而发生猝死。

糖尿病心肌病，早期无明显症状，劳累后可有胸闷憋气、乏力气短；中期疲劳乏力、胸闷气短、心悸等症状较明显。75%的患者有不同程度的左室功能不全；后期患者症状加剧，左心衰进一步加剧，表现呼吸困难，或有端坐呼吸，有 30%的患者伴有心衰。常因充血性心力衰竭、心源性休克、严重心律失常等而致死，约有 1/3 患者死于心衰。

3.2.2 体征

心电图特异性改变，早期心尖区可闻及第四心音，第一心音低钝，P2 亢进，二尖瓣关闭不全，闻及收缩期杂音，双肺底湿性 音。心脏扩大，左心室收缩、舒张功能障碍；中期 75%的患者有不同程度的左室功能不全；后期 30%的患者伴有右心衰和体循环瘀血征。

3.3 理化检查

3.3.1 空腹和餐后 2 小时血糖，血脂。

3.3.2 心肌梗死可检测到心肌标记物（肌钙蛋白 T 或 I，血清酶改变）。

3.3.3 心电图

左心室各导联的波形呈 ST 段压低，T 波低平或倒置或双相。急性心肌梗死 ST 段抬高，病理性 Q 波或无 Q 波，心动过速，心房纤颤，多源性室性早博，房室传导阻滞等心律失常改变。

3.3.4　冠状动脉造影

多支冠状动脉狭窄病变是糖尿病合并冠心病的特点，管腔狭窄，直径缩小70%～75%以上会严重影响供血，直径缩小 50%～70%也有一定的临床意义。

3.3.5　超声心动图检查

评价左心室舒张功能。心脏普遍扩大，以左室为主，并有舒张末期和收缩末期内径增大，室壁运动呈阶段性减弱、消失或僵硬，对心肌病变具有诊断价值。

3.3.6　心肌活检

必要时，心内膜心肌活检，发现微血管病变及 PAS 染色阳性者可确诊心肌病变。

3.3.7　心功能检查

收缩前期（PEP）延长，左室射血时间（LVET）及 PEP/LVET 比值增加。

3.4　鉴别诊断

3.4.1　惊悸和怔忡鉴别

心悸包括惊悸和怔忡，是指患者自觉心中悸动、惊惕不安，甚则不能自主的一种病证，临床一般多呈阵发性，每因情志或劳累过度而发作。且常与失眠、健忘、眩晕、耳鸣等症同时并见。

惊悸和怔忡的病因不同，病理程度上又有轻重之别。怔忡每由内因引起，并无外惊，自觉心中惕惕，稍劳即发，病来虽渐，但全身情况较差，病情较为深重；惊悸则相反，常由外因而成，偶受外来刺激，或因惊恐，或因恼怒，均可发病，发则心悸，时作时止，病来虽速，但全身情况较好，病势浅而短暂。另外，惊悸日久可以发展为怔忡；怔忡患者又易受外惊所扰，而使动悸加重。

3.4.2　胸痹与胃脘痛鉴别

胸痹之不典型者，其疼痛可在胃脘部，而易与胃脘痛混淆，但胃脘痛多伴有嗳气、呃逆、呕吐酸水或清涎等脾胃症候，可予鉴别。

3.4.3　胸痹与真心痛鉴别

胸痹是指胸部闷痛，甚则胸痛彻背，短气、喘息不得卧为主症的一种疾病，轻者仅感胸闷如窒，呼吸欠畅，重者则有胸痛，严重者心痛彻背，背痛彻心。真心痛是胸痹的进一步发展，症见心痛剧烈，甚则持续不解，伴有汗出、肢冷、面白、唇紫、手足青至节、脉微细或结代等危重症候。

4　辨证

4.1　气阴两虚证

胸闷隐痛，时作时止，心悸气短，神疲乏力，自汗，盗汗，口干欲饮，舌偏红或舌淡暗，少苔，脉细数或细弱无力或结代。

4.2　痰浊阻滞证

胸闷痛如窒，痛引肩背，心下痞满，倦怠乏力，肢体重着，形体肥胖，痰多，舌体胖大或边有齿痕，舌质淡或暗淡，苔厚腻或黄腻，脉滑。

4.3　心脉瘀阻证

心痛如刺，痛引肩背、内臂，胸闷心悸，舌质紫暗，脉细涩或结代。

4.4　阴阳两虚证

头晕目眩，心悸气短，大汗出，畏寒肢冷，甚则晕厥，舌淡，苔薄白或如常，脉弱或结代。

4.5　心肾阳虚证

猝然心痛，宛若刀绞，胸痛彻背，胸闷气短，畏寒肢冷，心悸怔忡，自汗出，四肢厥逆，面色㿠白，舌质淡或紫暗，苔白，脉沉细或沉迟。

4.6　水气凌心证

气喘，咳嗽吐稀白痰，夜睡憋醒，或夜睡不能平卧，心悸，动辄加剧，畏寒，肢冷，腰酸，尿少，面色苍白或见青紫，全身水肿，舌淡胖，苔白滑，脉沉细或结代。

5　治疗

5.1　治疗原则

首先要辨别虚实，分清标本。本病以气血阴阳两虚为本，气滞、痰浊、血瘀、寒凝为标，病机表现为本虚标实，虚实夹杂，发作期以标实为主，缓解期以本虚为主的特点，其治则应补其不足，泻其有余。虚证当以益气养阴为主，根据兼瘀、痰、寒、水的不同，分别采用活血通络，健脾祛痰，宣痹通阳，祛寒通络，温阳利水等标本同治的原则。病到后期，虚中有实，病情复杂，则宜标本兼顾，攻补兼施；一旦发生脱证之先兆，如疼痛剧烈，四肢厥冷或脉微欲绝等，必须尽早投

用益气固脱之品，并予积极抢救。（中医治疗模式参见附录 A）

5.2　分证论治

5.2.1　气阴两虚证

治法：益气养阴，活血通络。

方药：生脉散（《内外伤辨惑论》）加减。太子参、麦冬、五味子、三七、丹参。

加减：口干甚，虚烦不得眠加天冬、酸枣仁；气短加黄芪、炙甘草。

5.2.2　痰浊阻滞证

治法：化痰宽胸，宣痹止痛。

方药：瓜蒌薤白半夏汤（《金匮要略》）加减。瓜蒌、薤白、半夏、白酒、干姜。

加减：痰热口苦加黄连。

5.2.3　心脉瘀阻证

治法：活血化瘀，通络止痛。

方药：血府逐瘀汤（《医林改错》）加减。桃仁、当归、红花、赤芍、牛膝、川芎、柴胡、桔梗、枳壳、生地、甘草。

加减：心痛甚加三七、延胡索、丹参；脉结代可加炙甘草、人参、桂枝。

5.2.4　阴阳两虚证

治法：滋阴补阳。

方药：炙甘草汤（《伤寒论》）加减。炙甘草、生地、人参、桂枝、生姜、阿胶、麦冬、火麻仁、当归。

加减：五心烦热加女贞子、墨旱莲；畏寒肢冷甚加仙茅、仙灵脾。

5.2.5　心肾阳虚证

治法：益气温阳，通络止痛。

方药：参附汤（《校注妇人良方》）合真武汤（《伤寒论》）加减。人参、制附子、白术、茯苓、白芍。

加减：面色苍白、四肢厥逆重用人参、制附子；大汗淋漓加黄芪、煅龙骨、煅牡蛎。

5.2.6　水气凌心证

治法：温阳利水。

方药：葶苈大枣泻肺汤（《金匮要略》）合真武汤（《伤寒论》）加减。葶苈子、制附子、茯苓、白术、人参、白芍、桂枝、五加皮。

加减：胸腹水加桑白皮、大腹皮。

5.3 中成药

中成药的选用必须适合该品种的中医证型，切忌盲目使用。建议选用无糖颗粒型、胶囊剂、浓缩丸或片剂。

复方丹参滴丸，用于胸痹气滞血瘀证；冠心病心绞痛见上述证候。一次 10 丸，一日 3 次。

通心络胶囊，用于冠心病心绞痛证属心气虚乏、血瘀络阻证。一次 2～4 粒，一日 3 次。

地奥心血康胶囊，用于预防和治疗冠心病，心绞痛以及瘀血内阻证。一次 1～2 粒，一日 3 次。

速效救心丸，用于气滞血瘀型冠心病，心绞痛。一次 4～6 粒，一日 3 次，急性发作时，一次 10～15 粒。

参松养心胶囊，用于治疗气阴两虚，心络瘀阻引起的冠心病室性早搏。一次 4 粒，一日 3 次。

芪苈强心胶囊，用于冠心病、高血压病所致轻、中度充血性心力衰竭证属阳气虚乏，络瘀水停。一次 4 粒，一日 3 次。

参麦注射液，用于治疗气阴两虚型之休克、冠心病、病毒性心肌炎、慢性肺心病、粒细胞减少症。

参附注射液，用于阳气暴脱的厥脱症（感染性、失血性、失液性休克等）；也可用于阳虚（气虚）所致的惊悸、怔忡、喘咳、胃疼、泄泻、痹症等。

5.4 针灸

针刺疗法依“盛则泻之，虚则补之，热则疾之，寒则留之，陷下则灸之”的基本理论为原则，采取体针分型施治。

5.4.1 心律失常

主穴：心俞　巨阙　内关　神门

功用：宁心安神，定悸。

手法：平补平泻法，阳虚和血瘀者用温法。

每日 1 次，10～15 日为 1 个疗程。

5.4.2　冠心病心绞痛

主穴：巨阙　膻中　心俞　厥阴俞　膈俞　内关

功用：益气活血，通阳化浊。

手法：捻转手法，久留。

每日 1 次，10 ~ 15 日为 1 个疗程。

5.4.3　慢性心力衰竭

主穴：心俞　厥阴俞　膏肓俞　膻中　大椎　内关

功用：补心气，温心阳。

手法：先泻后补或配灸法。

每日 1 次，10 ~ 15 日为 1 个疗程。

附　录　A

（规范性附录）

糖尿病合并心脏病的中医治疗模式

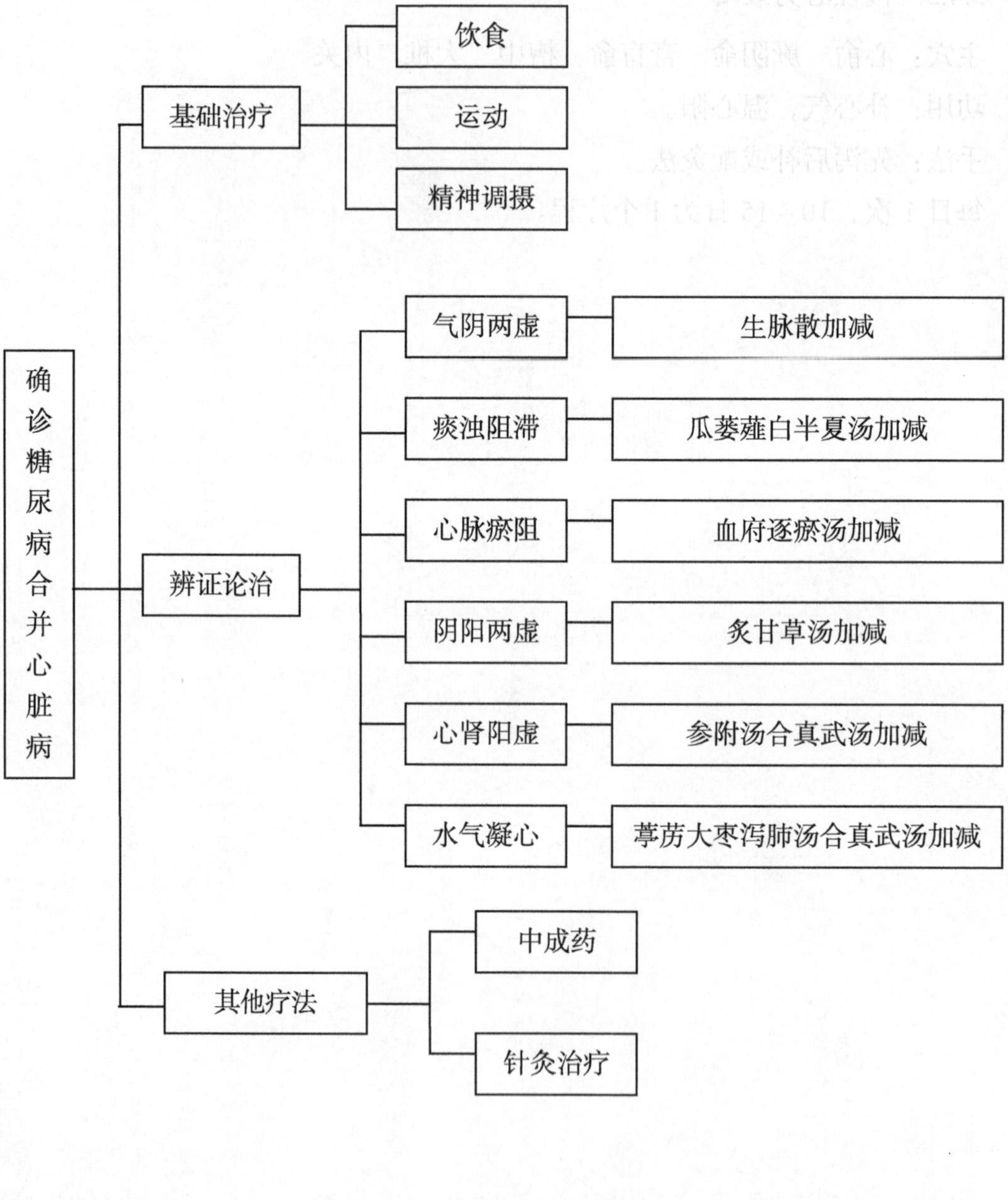

第 11 部分　糖尿病合并脑血管病

1　范围

本部分规定了糖尿病合并脑血管病的诊断、辨证和治疗。

本部分适用于糖尿病合并脑血管病的诊断和治疗。

2　术语和定义

下列术语和定义适用于本部分。

2.1　糖尿病合并脑血管病　diabetes with cerebrovascular disease

糖尿病合并脑血管病为糖尿病并发的系列脑血管疾病，其中以脑动脉粥样硬化所致缺血性脑病最为常见。主要与糖尿病代谢紊乱、内分泌失调、血液高凝状态、微血管病变以及吸烟、肥胖等因素有关，如短暂性脑缺血发作（TIA）、腔隙性脑梗死、多发性脑梗死、脑血栓形成等。糖尿病患者脑卒中的死亡率、病残率、复发率较高，病情恢复慢。本病属中医“中风”、“偏枯”、“消渴厥”等范畴。

2.2　脑血管病　cerebrovascular disease

脑血管病是指由各种脑血管疾病所引起的脑部病变。临床上根据脑血管病的病理演变过程分为出血性脑血管病、如脑出血、蛛网膜下腔出血等，以及缺血性脑血管病，如短暂性脑缺血发作、脑梗死（包括栓塞性脑梗死、血栓形成性脑梗死、腔隙性脑梗死）等。脑卒中是指一组以突然发病的，局灶性或弥漫性脑功能障碍为共同特征的脑血管疾病。

2.3　中风　stroke

因气血逆乱，脑脉痹阻或血溢于脑所致。以昏仆、半身不遂、肢体麻木、舌謇不语等为主要表现的脑神经疾病。

[GB/T 16751.1-1997　中医临床诊疗术语 疾病部分　4.11 中风]

2.4　偏枯　hemiplegia

即半身不遂，又称为“偏瘫”或“偏风”。指一侧肢体偏瘫或不能随意运动。久病则患肢比健侧枯瘦，麻木不仁，故称为“偏枯”或“偏废不仁”。多属中风后遗症等疾患。

2.5　消渴厥

消渴发展至严重阶段，脏器衰败，阴津亏竭，痰湿浊毒内蕴，虚火上扰，清窍被蒙，神明失主。在消渴症状基础上，出现以神识昏蒙为主要表现的脾病及脑的厥病类疾病。

[GB/T 16751.1-1997　中医临床诊疗术语 疾病部分　7.44 消渴厥]

3　诊断

3.1　病史

有糖尿病史。

3.2　临床表现（症状及体征）

3.2.1　主症

偏瘫、神识昏蒙，言语謇涩或不语，偏身感觉异常，口舌歪斜。

3.2.2　次症

头痛，眩晕，瞳神变化，饮水即呛，目偏不瞬，共济失调。

3.2.3　急性起病，发病前多有诱因，常有先兆症状。

3.2.4　发病年龄多在 30 岁以上。

有病史，具备 2 个主症以上，或 1 个主症 2 个次症，结合起病、诱因、先兆症状、年龄即可确诊；不具备上述条件，结合影像学检查结果亦可确诊。

3.3　理化检查

3.3.1　影像学检查

可以直观地显示脑梗死或脑出血的范围、部位、性质等。

3.3.2　腰穿检查

脑出血破入脑室或蛛网膜下腔时，腰穿可见血性脑脊液。

3.4　病程分期标准

3.4.1　急性期

发病 2 周以内，最长至 1 个月。

3.4.2　恢复期

发病 2 周至 6 个月。

3.4.3　后遗症期

发病 6 个月以后。

3.5　鉴别诊断

3.5.1　中风与口僻鉴别

口僻俗称吊线风，主要症状是口眼歪斜，多伴有耳后疼痛，因口眼歪斜有时伴流涎、言语不清。多由正气不足，风邪入中脉络，气血痹阻所致，不同年龄均可罹患。中风病口舌歪斜者多伴有肢体瘫痪或偏身麻木，病由气血逆乱，血随气逆，上扰脑窍而致脑髓神经受损，且以中老年人为多。

3.5.2　中风与痫病鉴别

痫病与中风中脏腑均有卒然昏仆的见症。而痫病为发作性疾病，昏迷时四肢抽搐，口吐涎沫，双目上视，或作异常叫声，醒后一如常人，且肢体活动多正常，发病以青少年居多。

3.5.3　中风与厥证鉴别

厥证神昏常伴有四肢逆冷，一般移时苏醒，醒后无半身不遂、口舌歪斜、言语不利等症。而中风后多遗留半身不遂、口舌歪斜等后遗症。

3.5.4　中风与痉病鉴别

痉病以四肢抽搐，项背强直，甚至角弓反张为主症。病发亦可伴神昏，但无半身不遂、口舌歪斜、言语不利等症状。而中风后多遗留半身不遂、口舌歪斜等后遗症。

3.5.5　中风与痿病鉴别

痿病以手足软弱无力、筋脉弛缓不收、肌肉萎缩为主症，以双下肢或四肢为多见，或见有患肢肌肉萎缩，或见筋惕肉瞤。起病缓慢，起病时无突然昏倒不省人事，口舌歪斜，言语不利。中风病亦有见肢体肌肉萎缩者，多见于后遗症期由半身不遂而废用所致。

4　辨证

4.1　中经络

4.1.1　肝阳上亢证

半身不遂，舌强言謇，口舌歪斜，眩晕头痛，面红目赤，心烦易怒，口苦咽干，便秘尿黄，舌红或绛，苔黄或燥，脉弦有力。

4.1.2　风痰阻络证

半身不遂，口舌歪斜，舌强言謇，肢体麻木或手足拘急，头晕目眩，舌苔白腻或黄腻。

4.1.3　痰热腑实证

半身不遂，舌强不语，口舌歪斜，口黏痰多，腹胀便秘，午后面红烦热，舌红，苔黄腻或灰黑，脉弦滑大。

4.1.4　气虚血瘀证

半身不遂，肢体软弱，偏身麻木，舌㖞语謇，手足肿胀，面色㿠白，气短乏力，心悸自汗，舌质暗淡，苔薄白或白腻，脉细缓或细涩。

4.1.5　阴虚动风证

半身不遂，肢体软弱，偏身麻木，舌歪语謇，心烦失眠，眩晕耳鸣，手足拘挛或蠕动，舌红或暗淡，苔少或光剥，脉细弦或数。

4.2　中脏腑

4.2.1　痰热内闭证

突然昏倒，昏聩不语，躁扰不宁，肢体强直，项强；痰多息促，两目直视，鼻鼾身热，大便秘结；甚至抽搐，拘急，角弓反张，舌红，苔黄厚腻，脉滑数有力。

4.2.2　痰湿蒙窍证

神昏嗜睡，半身不遂，肢体瘫痪不收，面色晦垢，痰涎壅盛，四肢逆冷，舌质暗淡，苔白腻，脉沉滑或缓。

4.2.3　元气衰败证

神昏，面色苍白，瞳神散大，手撒肢厥，二便失禁，气息短促，多汗肤凉，舌淡紫或萎缩，苔白腻，脉微。

4.3　后遗症期

4.3.1　半身不遂

4.3.1.1　肝阳上亢，脉络瘀阻证。

眩晕目眩，面赤耳鸣，肢体偏废，强硬拘急，舌红，苔薄黄，脉弦有力。

4.3.1.2　气血两虚，瘀血阻络证

面色萎黄，体倦神疲，患侧肢体缓纵不收，软弱无力，舌体胖，质紫暗，苔薄，脉细涩。

4.3.2　音喑

4.3.2.1　肾虚音喑证

音喑，腰膝酸软，下肢软弱，阳痿遗精早泄，耳鸣，夜尿频多，舌质淡体胖，苔薄白，脉沉细。

4.3.2.2　痰阻音喑证

舌强语謇，肢体麻木，或见半身不遂，口角流涎，舌红，苔黄，脉弦滑。

4.3.3　口眼歪斜

口眼歪斜，语言謇涩不利，舌红苔薄，脉弦细。

4.3.4　痴呆

4.3.4.1　髓亏证

头晕耳鸣，腰脊酸软，记忆模糊，神情呆滞，动作迟钝，肢体痿软，舌淡苔白，脉弱。

4.3.4.2　肝肾亏损证

头晕眼花，耳鸣，腰膝酸软，颧红盗汗，舌红少苔，脉弦细数。

4.3.5　眩晕

头目眩晕，耳鸣耳聋，或兼有肢体麻木偏枯，舌红苔黄，脉弦。

5　治疗

5.1　治疗原则

首辨病位深浅，邪中经络者浅，中脏腑者深。二辨病程的急性期、恢复期、后遗症期等不同阶段。三辨标本主次，虚、火、风、痰、气、血六端的盛衰变化。四辨病势的顺逆，根据不同的表现分别予以治标、治本或标本同治。

消渴并发中风是在消渴阴津不足、肝肾阴虚、阴阳失调的基础上，复因气、火、痰、瘀等原因，致肝阳暴涨，气血上逆，挟痰挟火，横窜经络，蒙蔽清窍所致。中风以卒然昏仆、不省人事或发生口眼歪斜、言语不利、半身不遂为主要症状。临床上分中经络和中脏腑两大类，中经络一般无神志变化，病症轻；中脏腑常有神志不清，病情重。因此，临床治疗的关键在恢复脑髓机能；治疗的重点应是扶助正气和祛除痰、瘀、风、毒等病理因素。国内有专家提出从虚论治、从痰论治、从瘀论治、从风论治和从毒论治。（中医治疗模式参见附录 A）

5.2 分证论治

5.2.1 中经络

5.2.1.1 肝阳上亢证

治法：平肝潜阳。

方药：天麻钩藤饮（《杂病证治新义》）加减。天麻、钩藤、石决明、栀子、黄芩、川牛膝、杜仲、桑寄生、益母草、夜交藤、茯神。

加减：面红烦热加栀子、丹皮；失眠加龙齿、生牡蛎。

5.2.1.2 风痰阻络证

治法：化痰熄风。

方药：导痰汤（《校注妇人良方》）合牵正散（《杨氏家藏方》）加减。半夏、陈皮、枳实、茯苓、制天南星、白附子、僵蚕。

加减：痰涎壅盛、苔黄腻、脉滑数，加天竺黄、竹沥；头晕目眩加天麻、钩藤。

5.2.1.3 痰热腑实证

治法：清热攻下，化痰通络。

方药：星蒌承气汤（《验方》）加减。生大黄、芒硝、胆南星、全瓜蒌。

加减：腹胀便秘加枳实、厚朴；偏瘫、失语，加白附子、地龙、全蝎。

5.2.1.4 气虚血瘀证

治法：补气化瘀。

方药：补阳还五汤（《医林改错》）加减。生黄芪、当归尾、川芎、赤芍、桃仁、红花、地龙。

加减：语言謇涩可选加石菖蒲、白附子、僵蚕等；吐痰流涎，加半夏、石菖蒲、制天南星、远志。

5.2.1.5 阴虚动风证

治法：滋阴熄风。

方药：大定风珠（《温病条辨》）加减。白芍、阿胶、生龟板、生鳖甲、生牡蛎、五味子、干地黄、鸡子黄、火麻仁、麦冬、甘草。

加减：头痛、面赤，加川牛膝、代赭石。

5.2.2 中脏腑

5.2.2.1 痰热内闭证

治法：清热涤痰开窍。

方药：导痰汤（《校注妇人良方》）加减送服至宝丹（《太平惠民和剂局方》）

或安宫牛黄丸（《温病条辨》）。半夏、制天南星、陈皮、枳实、茯苓、甘草。

加减：抽搐强直，合镇肝熄风汤（《医学衷中参西录》）加减，或加羚羊角、珍珠母，大便干结加大黄、芒硝、瓜蒌仁。

5.2.2.2　痰湿蒙窍证

治法：燥湿化痰，开窍通闭。

方药：涤痰汤（《济生方》） 加减送服苏合香丸（《太平惠民和剂局方》）。制天南星、半夏、枳实、陈皮、竹茹、石菖蒲、党参、甘草。

加减：痰涎壅盛、苔黄腻、脉滑数，加天竺黄、竹沥。

5.2.2.3　元气衰败证

治法：温阳固脱。

方药：参附汤（《校注妇人良方》）加减。人参、附子、生姜、大枣。

加减：汗出不止加山萸肉、黄芪、煅龙骨、煅牡蛎。

5.2.3　后遗症期

5.2.3.1　半身不遂

5.2.3.1.1　肝阳上亢，脉络瘀阻证

治法：平肝熄风，活血舒筋。

方药：天麻钩藤饮（《杂病证治新义》）加减。天麻、钩藤、石决明、栀子、黄芩、川牛膝、杜仲、桑寄生、益母草、夜交藤、茯神。

加减：肢体僵硬加鸡血藤、伸筋草。

5.2.3.1.2　气血两虚，瘀血阻络证

治法：补气养血，活血通络。

方药：补阳还五汤（《医林改错》）加减。生黄芪、川芎、赤芍、桃仁、红花、地龙。

加减：气虚甚者，加党参、茯苓、白术；血虚甚者，加白芍、何首乌；血瘀重者，加三棱、莪术。

5.2.3.2　音喑

5.2.3.2.1　肾虚音喑证

治法：滋阴补肾，开音利窍。

方药：地黄饮子（《黄帝素问宣明论方》）加减。熟地、巴戟天、山萸肉、五味子、肉苁蓉、远志、附子、肉桂、茯苓、麦冬、石菖蒲。

加减：兼有痰热者，去附子、肉桂，加天竺黄、胆南星、川贝；兼有气虚者，加党参、黄芪。

5.2.3.2.2　痰阻音喑证

治法：祛风化痰，宣窍通络。

方药：解语丹（《医学心悟》）加减。胆南星、远志、石菖蒲、白附子、全蝎、天麻、天竺黄、郁金。

5.2.3.3　口眼歪斜

治法：化痰通络。

方药：牵正散（《杨氏家藏方》）加减。白附子、僵蚕、全蝎。

加减：在临证中多合温胆汤、导痰汤、涤痰汤加减运用。病久气血亏虚者，加黄芪、当归。

5.2.3.4　痴呆

5.2.3.4.1　髓亏证

治法：补精益髓。

方药：补天大造丸（《杂病源流犀烛》）加减。紫河车、熟地、枸杞、杜仲、白术、生地、怀牛膝、五味子、黄柏、茴香、当归、党参、远志。

5.2.3.4.2　肝肾亏损证

治法：滋补肝肾，安神定志。

方药：左归丸（《景岳全书》）或合二至丸加减。熟地、鹿角胶、龟板胶、山药、枸杞、山萸肉、怀牛膝、菟丝子、女贞子、墨旱莲。

5.2.3.5　眩晕

治法：平肝熄风，活血通络。

方药：天麻钩藤饮（《杂病证治新义》）加减。天麻、钩藤、石决明、栀子、黄芩、川牛膝、杜仲、桑寄生、益母草、夜交藤、茯神。

5.3　中成药

中成药的选用必须适合该品种的证型，切忌盲目使用，建议选用无糖颗粒剂、胶粒剂、浓缩丸或片剂。

5.3.1　口服药物

安宫牛黄丸：用于热病，邪入心包，高热惊厥，神昏谵语；中风昏迷及脑炎、脑膜炎、中毒性脑病、脑出血等。口服，一次1丸，一日1次；或遵医嘱。

华佗再造丸：用于瘀血或痰湿闭阻经络之中风瘫痪，拘挛麻木，口眼歪斜，言语不清。口服，一次4～8g，一日2～3次；重症一次8～16g；或遵医嘱。

消栓再造丸：用于气虚血滞，风痰阻络引起的中风后遗症，肢体偏瘫，半身不遂，口眼歪斜，言语障碍，胸中郁闷等症。口服，水蜜丸5.5g，一日2次。

5.3.2　中药注射液

可选用清开灵注射液、醒脑静注射液、川芎嗪注射液、血塞通注射液、脉络宁注射液、灯盏花注射液等静脉注射液。

5.4　针灸

对于各种中风，急性期发作治疗宜早不宜迟，选穴宜少不宜多。急性期发作多以放血配以毫针治疗；恢复期多以毫针治疗；后遗症期多以毫针配以火针灸法治疗。

5.4.1　体针

取内关、神门、三阴交、天柱、尺泽、委中等穴。语謇加金津、玉液放血；口歪流涎，配颊车透地仓、下关透迎香；上肢取肩髃、曲池、外关、合谷；下肢加环跳、阳陵泉、足三里、昆仑；血压高加内庭、太冲。

5.4.2　耳针

取皮质下、脑点、心、肝、肾、神门及瘫痪等相应部位，每次 3 ~ 5 穴，中等刺激，每次 15 ~ 20 分钟。

5.4.3　头针

取对侧运动区为主。

5.4.4　穴位注射

取穴肩髃、曲池、合谷、手三里、环跳、阳陵泉、髀关、解溪等，轮流选用，每穴注射当归注射液、丹参注射液等 1 ~ 2ml。

5.5　推拿

上肢取大椎、肩露、臂臑、曲池、手三里、大陵、合谷；下肢取命门、阳关、居髎、环跳、阴市、阳陵泉、足三里、委中、承山、昆仑。用推、拿、按、搓、摇等手法。

5.6　康复锻炼

糖尿病合并脑血管病患者应及早进行康复治疗，配合中医针灸、推拿、按摩以及导引，与早期的救治同步开始，可以提高疗效，减轻致残程度，提高生存质量。

附 录 A

（规范性附录）

糖尿病合并脑血管病的中医治疗模式

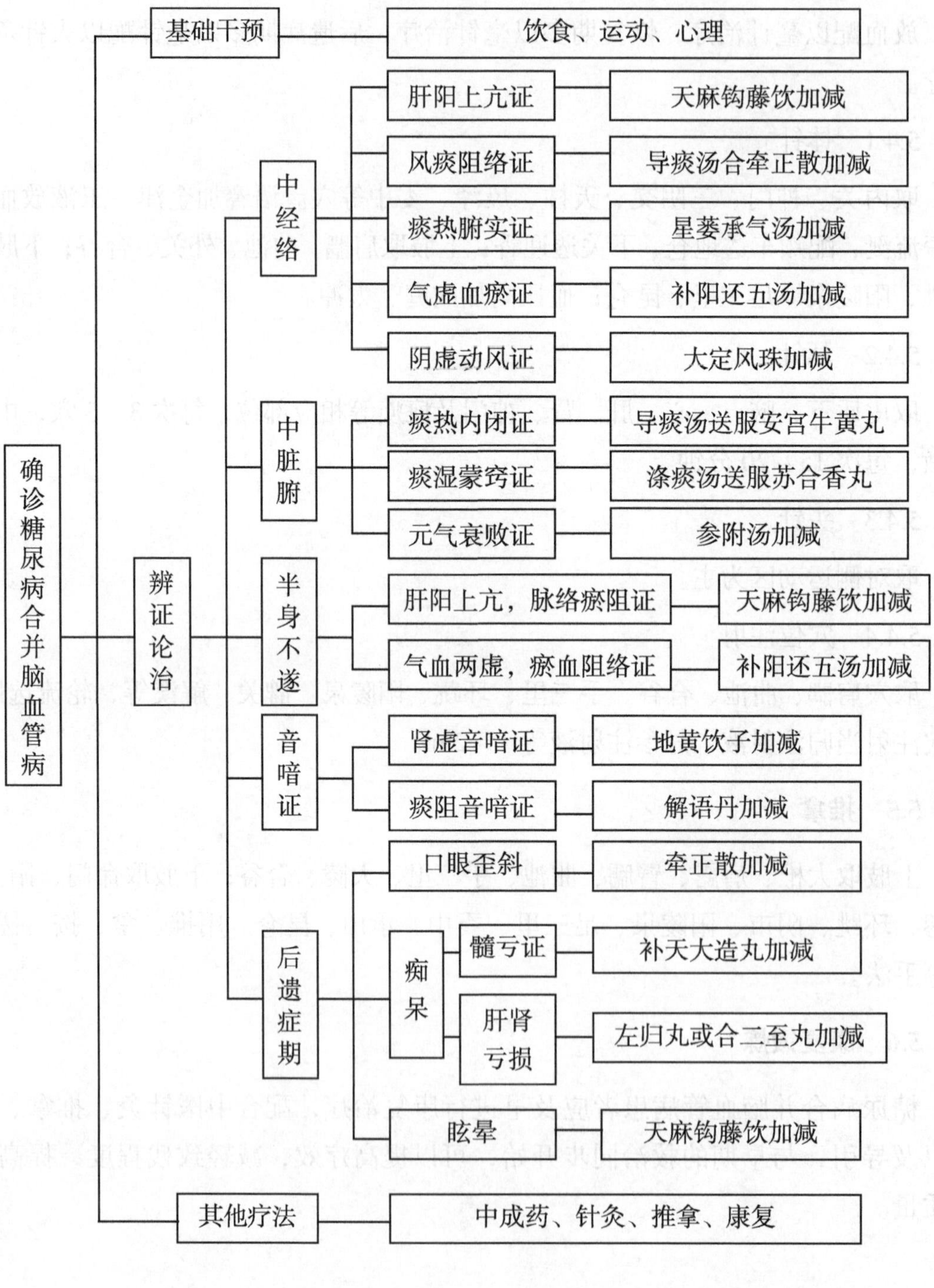

第12部分　糖 尿 病 足

1　范围

本部分规定了糖尿病足的诊断、辨证和治疗。

本部分适用于糖尿病足的诊断和治疗。

2　术语和定义

下列术语和定义适用于本指南。

2.1　糖尿病足　diabetic foot

糖尿病足是指糖尿病患者由于合并神经病变及各种不同程度末梢血管病变而导致下肢感染、溃疡形成和（或）深部组织的破坏。糖尿病足可归属于中医“脱疽”范畴。

[世界卫生组织（WHO）1999年对糖尿病足的定义]

2.2　脱疽　gangrene

因先天不足，正气虚弱，寒湿之邪侵袭，瘀阻脉络，气血不畅，甚或痹阻不通所致。以初起肢冷麻木，后期趾节坏死脱落，黑腐溃烂，疮口经久不愈为主要表现的脉管疾病。

[GB/T 16751.1-1997　中医临床诊疗术语　疾病部分　12.15 脱疽]

3　诊断

根据糖尿病病程、临床症状、体征、结合微循环检查、皮肤温度检查、压力测定、踝/肱指数（ABI）、下肢血管彩色多普勒超声检查、动脉造影等理化检查手段，进行综合分析，动态观察予以诊断。

3.1　病史

有糖尿病病史。

3.2　临床表现

3.2.1　症状

糖尿病本病的临床表现，伴肢端感觉异常，包括双足袜套样麻木，以及感觉迟钝或丧失。多数可出现痛觉减退或消失，少数出现患处针刺样、刀割样、烧灼样疼痛，夜间或遇热时加重。常有步履不便（间歇性跛行）、疼痛（静息痛）等。皮肤瘙痒，肢端凉感。

3.2.2　体征

皮肤无汗、粗糙、脱屑、干裂，毳毛少，颜色变黑伴有色素沉着。肢端发凉、苍白或潮红，或浮肿。或形成水泡、足部红、肿、糜烂、溃疡，形成坏疽或坏死。

肢端肌肉萎缩，肌张力差，易出现韧带损伤，骨质破坏，甚至病理性骨折。

可出现跖骨头下陷，跖趾关节弯曲等足部畸形。形成弓形足、捶状趾、鸡爪趾、夏科（Charcot）关节等。

患足发热或发凉，或趾端皮肤空壳样改变，肢端动脉搏动减弱或消失，双足皮色青紫，有时血管狭窄处可闻及血管杂音，深浅反射迟钝或消失。

足部感染的征象包括红肿、疼痛和触痛，脓性分泌物渗出、捻发音，或深部窦道等。

3.3　理化检查（具体参见附录 A）

3.4　中医分期标准

初期：患肢麻木、沉重、怕冷、步履不便（间歇性跛行），即行走时小腿或足部抽掣疼痛，需休息片刻后才能继续行走。患足皮色苍白，皮温降低，趺阳脉（足背动脉）搏动减弱。相当于西医的局部缺血期。

中期：患肢疼痛加重，入夜尤甚，日夜抱膝而坐。患肢畏寒，常需厚盖抚摩。剧烈静息痛往往是溃烂先兆。患足肤色暗红，下垂位明显，抬高立即变苍白，严重时可见瘀点及紫斑，足背动脉搏动消失。皮肤干燥无汗，毳毛脱落，趾甲增厚变形。舌质暗有瘀斑，苔薄白，脉沉涩。相当于西医的营养障碍期。

末期：患部皮色由暗红变为青紫，肉枯筋萎，呈干性坏疽。若遇邪毒入侵，则肿胀溃烂，流水污臭，并且向周围蔓延，五趾相传，或波及足背，痛若汤泼火燃，药物难解。伴有全身发热，口干纳呆，尿黄便结等症。经治疗后，若肿消痛减，坏死组织与正常皮肤分界清楚，流出薄脓，或腐肉死骨脱落，创面肉芽渐红，是为佳兆。反之，患部肿痛不减，坏疽向近端及深部组织浸润蔓延，分界不清，伴有发热寒战，烦躁不安，此为逆候。该病坏疽分为三级：一级坏疽局限于足趾或手指部位；二级坏疽局限于足跖部位；三级坏疽发展至足背、足跟、踝关节及其上方。此期相当于西医的坏死溃疡期。

3.5 鉴别诊断

本病需与“肢厥”中雷诺征鉴别。雷诺氏征是末梢动脉功能性疾病之一，为肢端小动脉痉挛性疾病所致。单纯性雷诺氏征桡动脉、尺动脉、足背动脉及胫后动脉搏动均正常。女性远多于男性，临床表现为手足指趾在遇寒冷或精神紧张时对称性的皮肤颜色呈“苍白－发绀－潮红－正常”的颜色变化，可伴有疼痛、麻木、寒冷等症状，温度升高或活动后症状消失。长期发作时肢端或可发生局限性浅表小溃疡。雷诺氏征多继发于其他疾病，以结缔组织疾病为主。

4 辨证

4.1 气阴两虚、脉络瘀阻证

患肢麻木、疼痛，状如针刺，夜间尤甚，痛有定处，足部皮肤暗红或见紫斑，或间歇跛行；或患足肉芽生长缓慢，四周组织红肿已消；舌质紫黯或有瘀斑，苔薄白，脉细涩，趺阳脉弱或消失，局部皮温凉。

4.2 湿热毒盛证

患足局部漫肿、灼热、皮色潮红或紫红，触之患足皮温高或有皮下积液、有波动感，切开可溢出大量污秽臭味脓液，周边呈实性漫肿，病变迅速，严重时可累及全足及小腿，舌质红绛，苔黄腻，脉滑数。趺阳脉可触及或减弱，局部皮温偏高。

4.3 气血亏虚，湿毒内蕴证

神疲乏力，面色苍黄，气短懒言，口渴欲饮，舌淡胖，苔薄白，脉细无力。患肢麻木、疼痛明显，夜间尤甚，足部皮肤感觉迟钝或消失，局部红肿，间歇性跛行，或见疮口脓汁清稀较多或足创面腐肉已清，肉芽生长缓慢，经久不愈，趺阳脉搏动减弱或消失。

4.4 肝肾阴虚、痰瘀互阻证

腰膝酸痛，双目干涩，耳鸣耳聋，手足心热或五心烦热，肌肤甲错，口唇舌暗，或紫暗有瘀斑，舌瘦苔腻，脉沉弦。局部见病变已伤及骨质、筋脉。溃口色暗，肉色暗红，久不收口。

4.5 脾肾阳虚、经脉不通证

腰膝酸软，畏寒肢冷，耳鸣耳聋，大便溏，肌瘦乏力，肌肤甲错，舌淡暗，脉沉迟无力或细涩。局部见足发凉，皮温下降，皮肤苍白或紫暗，冷痛，间歇性跛行或剧痛，夜间尤甚，严重者趾端干黑，逐渐扩大，溃口色暗，久不收口，趺阳脉搏动减弱或消失。

5 治疗

5.1 治疗原则

糖尿病足在糖尿病的各个阶段均可以起病，与湿、热、火毒、气血凝滞、阴虚、阳虚或气虚有关，为本虚标实之证。故临证辨治要分清标本，强调整体辨证与局部辨证相结合，内治与外治相结合，以扶正祛邪为基本治则，具体应用时要根据正邪轻重和主次，或以祛邪为主，或以扶正为主。（中医治疗模式参见附录 B）

5.2 分证论治

5.2.1 内治法

重在全身辨证。

5.2.1.1 气阴两虚、脉络瘀阻证

治法：行气活血、化瘀止痛。

方药：生脉饮（《内外伤辨惑论》）合血府逐瘀汤（《医林改错》）加减。太子参、麦冬、五味子、桃仁、红花、川芎、当归、生地、赤芍、枳壳、地龙、川牛膝、黄芪。

加减：足部皮肤暗红重，患肢皮肤发凉，加桂枝、细辛、延胡索；疼痛剧烈，加乳香、没药；瘀重加全蝎、水蛭。

5.2.1.2 湿热毒盛证

治法：清热利湿，活血解毒。

方药：四妙勇安汤（《验方新编》）合茵栀莲汤（奚九一验方）加减。金银花、玄参、当归、牛膝、黄柏、茵陈、栀子、半边莲、连翘、地丁、桔梗。

加减：热甚加蒲公英、冬青、虎杖：湿重加车前子、泽泻、薏苡仁；肢痛加白芍、木瓜、海桐皮。

5.2.1.3 气血亏虚，湿毒内蕴证

治法：益气养血，清化湿毒。

方药：当归补血汤（《内外伤辨惑论》）合二妙散（《丹溪心法》）加减。生黄芪、当归、党参、土茯苓、贝母、黄柏、薏苡仁、天花粉、皂角刺。

加减：湿热明显加用牛膝、苍术；肢麻重加赤芍、桃仁、丹参、地龙活血通络。疼痛剧烈，加乳香，没药。

5.2.1.4 肝肾阴虚、痰瘀互阻证

治法：调补肝肾，化痰通络。

方药：六味地黄丸（《小儿药证直诀》）加减。熟地、山药、山萸肉、丹皮、茯苓、三七粉、鹿角片、地龙、穿山甲、枳壳。

加减：若口干、胁肋隐痛不适，加生地、白芍、沙参；腰膝酸软、舌红少苔者，加用怀牛膝、女贞子、墨旱莲。

5.2.1.5 脾肾阳虚、经脉不通证

治法：温补脾肾，活血通脉。

方药：金匮肾气丸（《金匮要略》）加减。熟地、山药、山萸肉、黄精、枸杞、三七粉（冲）、水蛭粉（冲）、桂枝、制附子、地龙、穿山甲。

加减：肢端不温，冷痛明显，加制川乌、制草乌、木瓜；乏力明显，重用黄芪；大便干结不通，加肉苁蓉、火麻仁。

5.2.2 外治法

重在局部辨证。

根据临床表现辨证选用外敷药，常见证型如下：

湿热毒盛：疮面糜烂，有脓腔，秽臭难闻，肉腐筋烂，多为早期（炎症坏死期），宜祛腐为主，方选九一丹等。

正邪分争：疮面分泌物少，异味轻，肉芽渐红，多为中期（肉芽增生期），宜祛腐生肌为主，方选红油膏等。

毒去正胜：疮面干净，肉芽嫩红，多为后期（瘢痕长皮期），宜生肌长皮为主，方选生肌玉红膏等。

5.3 中成药

中成药的选用必须适合该品种的证型，切忌盲目使用。建议选用无糖颗粒剂、胶粒剂、浓缩丸或片剂。

脉络宁口服液，用于阴虚内热、血脉瘀阻证，一次20ml，一日3次。

九一散，用于热毒壅盛所致的溃疡，外用，每日换药1次。

生肌玉红膏，用于热毒壅盛所致的疮疡，外用，每日1次。

5.4 中药浸泡熏洗

中药浸泡是在血糖控制基本理想的基础上，根据患者具体情况组方，药配好后煎制成水剂，进行浸泡熏洗。可细分为以下几种方法。

清化湿毒法：适用于脓水多而臭秽重、引流通畅者，药用土茯苓、马齿苋、苦参、明矾、黄连、蚤休等煎汤待温浸泡患足。

温通经脉法：适用于肾阳亏虚，寒邪阻络者，药用桂枝、细辛、红花、苍术、土茯苓、黄柏、百部、苦参、毛冬青、忍冬藤等煎水浸泡。

清热解毒、活血化瘀法：适用于局部红、肿、热、痛明显，热毒较甚者，药用大黄、毛冬青、枯矾、马勃、元明粉等煎汤泡足。

附 录 A
（资料性附录）
相关的理化检查

A.1 坏疽分泌物细菌学培养及药物敏感试验

取坏疽分泌物送检，了解糖尿病足感染的病原菌，选择有效抗生素，尽快消除感染。

A.2 特殊检查

A.2.1 下肢血管彩色多普勒超声检查

了解下肢血管（尤其是动脉）内壁的粥样硬化斑块的大小和管腔阻塞程度，显示动脉结构及功能异常。检查部位包括足背动脉、胫后动脉、腘动脉和股动脉等。

A.2.2 X 线检查

可发现肢端骨质疏松、脱钙、骨髓炎、骨质破坏、骨关节病及动脉硬化，也可发现气性坏疽感染后肢端软组织变化，对肢端坏疽有重要诊断意义，可作为本病患者常规检查。

A.2.3 动脉造影

可显示动脉管壁内病变（如血栓、狭窄和闭塞）的部位、范围及侧支循环情况，常用于截肢或血管重建术前血管病变的定位。

A.2.4 神经电生理检查

了解神经传导速度。神经传导速度、诱发电位的检测可作为诊断下肢有无周围神经病变和评估神经病变程度的方法。

A.2.5 皮肤温度检查

温度觉的测定也可分为定性测定和定量测定。定性测定可以很简单，如放杯热水，将音叉或一根细不锈钢小棍置于水中，通过取出物品让患者不同部位的皮肤感受温度，同时与测试者的感觉作比较即可。定量测定可以利用皮肤温度测定仪，这种仪器为手持式，体积小，测试快捷、方便，准确性和重复性均较好。

A.2.6　微循环检测

甲皱微循环测定简便、无创、出结果快，但特异性不高，甲皱微循环测定血管袢形态，血管走行，血流状态及速度，有无出血、瘀血、渗出等病变。微循环障碍时：①管袢减少，动脉端变细，异形管袢及袢顶瘀血 > 30%；②血流速度缓慢，呈粒状流、泥沙样流、串珠样断流；③管袢周边有出血、渗出。

A.2.7　跨皮氧分压（$TcPO_2$）

反映微循环状态，也能反映周围动脉的供血情况。测定方法为采用热敏感探头置于足背皮肤。正常人足背皮肤氧张力大于 40mmHg。$TcPO_2$ 小于 30mmHg 提示周围血液供应不足，足部易发生溃疡，或已有的溃疡难以愈合。$TcPO_2$ 小于 20mmHg，足溃疡没有愈合的可能，需要进行血管外科手术以改善周围血供。如吸入 100%氧气后，$TcPO_2$ 提高 10mmHg，则说明溃疡预后良好。

A.2.8　下肢核磁共振血管造影（MRA）

通过核磁共振对不同部位的动脉进行扫描检查，能清晰地显示出动脉阻塞部位和程度，精确度仅次于选择性血管造影，可有效指导临床清创和部分截肢手术。

A.2.9　足部同位素扫描

在糖尿病足部感染的早期诊断方面优势明显，敏感性较高。其缺点是假阳性率高，并且定位模糊。

A.2.10　压力测定

压力测定有助于糖尿病足的诊断。国外已经研制出多种方法测定足部不同部位的压力。测定足部压力的工作原理是让受试者站在多点压力敏感器的平板上，或在平板上行走，通过扫描成像，传送给计算机，计算机屏幕上显示出颜色不同的脚印，如红色部分为主要受力区域，蓝色为非受力区域，以此了解患者是否有足部压力异常。足压力异常矫正处理的基本原则是增加足底与地面的接触面积，尽量减少局部受压点的压力，避免发生压力性溃疡。

A.2.11　踝动脉-肱动脉血压比值（ABI）

是非常有价值的反映下肢血压与血管状态的指标，正常值为 0.9 ~ 1.4，< 0.9 为轻度缺血，0.5 ~ 0.7 为中度缺血，< 0.5 为重度缺血，重度缺血患者容易发生下肢（趾）坏疽。

附　录　B

（规范性附录）

糖尿病足中医治疗模式

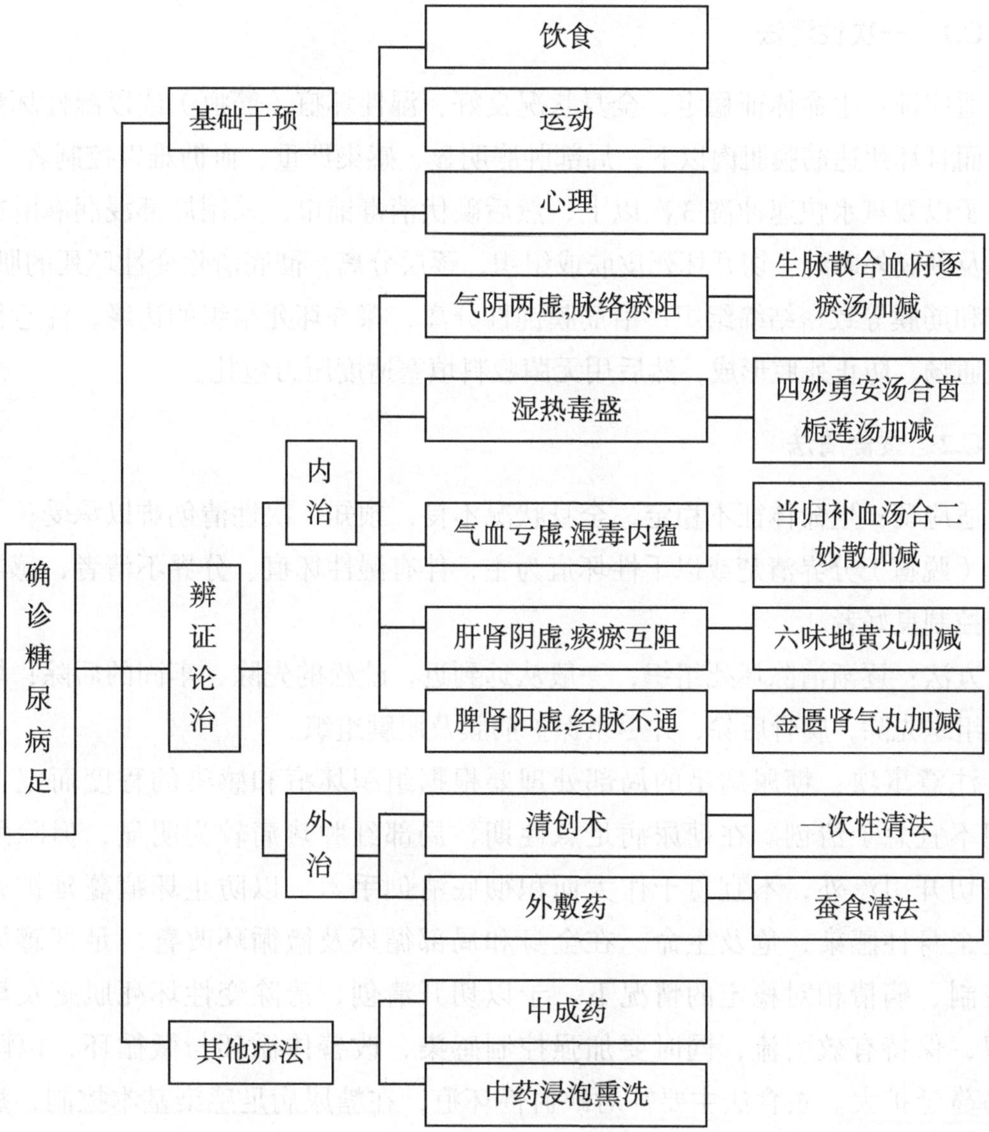

附　录　C

（资料性附录）

糖尿病足外治法的具体操作

C.1　一次性清法

适应证：生命体征稳定，全身状况良好；湿性坏疽（筋疽）或以湿性坏疽为主，而且坏死达筋膜肌肉以下，局部肿胀明显、感染严重、血糖难以控制者。

予以双氧水快速冲洗 3 次以上，然后碘伏消毒铺巾，采用局部浸润麻醉或者腰麻及硬膜外麻醉。切开坏死皮肤或组织，逐层分离，彻底清除变性坏死的肌腱、韧带和筋膜等致密结缔组织；沿筋膜钝性分离，探查坏死组织的边缘，注意保持引流通畅，防止死腔形成，然后用无菌敷料填塞适度压力包扎。

C.2　蚕食清法

适应证：生命体征不稳定，全身状况不良，预知一次性清创难以承受；干性坏疽（脱疽）分界清楚或以干性坏疽为主，伴有湿性坏疽、分界不清者；感染、血糖控制良好者。

方法：逐渐清除坏死组织，一般从远到近，疏松的先除，牢固的后除；坏死的软组织先除，腐骨后除，并尽量保护筋膜及肌腱组织。

注意事项：糖尿病足的局部处理要根据组织坏疽和感染的程度而定，急性期不宜急于清创。在糖尿病足急性期，局部红肿热痛较为明显，但除急性化脓切开引流外，不宜急于作大面积彻底清创手术，以防止坏疽蔓延扩大，诱发全身性感染，危及生命。在全身和局部循环及微循环改善、足部感染基本控制、病情相对稳定的情况下，予以切开清创，清除变性坏死肌腱及坏死组织，保持有效引流，同时要加强控制感染，改善体循环与微循环，以防止溃疡蔓延扩大。蚕食法主要针对缺血性坏疽，在糖尿病足感染基本控制，病情相对稳定，坏疽较为局限的情况下，此时足坏疽局部与健康组织界限比较清楚，可进入去腐阶段。此阶段重点是采取“蚕食”的方法，逐步清除坏死组织。在清除骨组织时应先照 X 线片了解骨残端情况，以便确定手术范围；死骨部分如果距离近端关节很远，可将死骨部分清除，直至见到血液流出；死骨部分距离近端关节很近，可将死骨与近端关节一同切除。清除死骨时一定注意清除低价骨保留高价骨。

C.3 外敷药方法

在抗生素应用的基础上，同时对创面进行严格的消毒，去除创面坏死组织、骨坏死及窦腔内的老化白色假膜等，在此基础上，根据患者情况，辨证选择外敷药物，每次取适量调成糊状，敷于创面，每日 1 次。

C.4 中药浸泡熏洗方法

根据患者具体组方，将药配好后煎制成水剂，每付药加工成 3000ml，同时加热至 55～60℃，倒入套有塑料袋的木盆中，起初可将双足放于盆上熏蒸，待皮肤可耐受时将双足及下肢浸没于药液中，浸泡 30 分钟。浸泡过程中如水温下降可加热水，但注意药液温度一般不超过 42℃，切忌烫伤。每天 1 次，每 10 天为 1 个疗程，可行 12 个疗程。

第13部分　代谢综合征

1　范围

本部分规定了中医临床代谢综合征的诊断、辨证和治疗。

本部分适用于中医临床代谢综合征的诊断和治疗。

2　术语和定义

下列术语、定义适用于本指南。

2.1　代谢综合征　metabolic syndrome

代谢综合征是一类以高血糖、肥胖、血脂异常和高血压等集簇存在为标志的临床综合征。可参考中医“肥胖”、“脾瘅”、“腹满”、“胸痹”、“眩晕”等病证进行治疗。

2.2　肥胖　obesity

肥胖是因嗜食肥甘，喜静少动，脾失健运，痰湿脂膏积聚，以形体发胖超乎常人，并伴困倦乏力等为主要表现的形体疾病。结合糖尿病患者，主要表现为在糖耐量异常或高血糖基础上的腹型肥胖，或合并脂代谢紊乱、高血压等。

[ZYYXH/T59-2008　中医内科常见病诊疗指南　西医疾病部分　肥胖]

3　诊断

3.1　病史

有糖尿病病史。

3.2　症状

部分患者可无临床症状，或见腹满、多食，易疲劳，或口渴喜饮、胸胁闷胀、气短，头晕目眩、头痛、烦躁易怒等。

3.3　体征

多见腹型肥胖、体重超重、血压偏高等。

3.4　理化检查

参照国际糖尿病联盟（IDF）2005 年 MS 诊断标准（参见附录 A）。

4　辨证

4.1　肝胃郁热证

脘腹痞满，胸胁胀闷，面色红赤，形体偏胖，腹部胀大，心烦易怒，口干口苦，大便干，小便色黄，舌质红，苔黄，脉弦数。

4.2　肝胆湿热证

胁肋满闷，口苦纳呆，呕恶腹胀，大便不调，小便短赤，舌红苔黄腻，脉弦滑数。

4.3　脾虚痰浊证

腹胀痞满、肢体乏力、食少便溏、呕逆，舌苔腻或脉滑。

4.4　气滞湿阻证

胸胁脘腹胀闷，肢体困重，形体肥胖、多食、易疲劳，舌苔厚腻，脉象弦或略滑。或患者无明显不适。

4.5　痰瘀互结证

局部肿块刺痛，胸脘腹胀，头身困重，或四肢倦怠，舌质暗、有瘀斑，脉弦或沉涩。

4.6　气阴两（亏）虚证

神疲乏力，气短，咽干口燥，多饮，自汗，大便干结，舌质淡红，少苔，脉沉细无力或细数。

4.7　脾肾气虚证

神疲气短，乏力，腰酸，夜尿频多，或下肢水肿，尿浊如脂，阳痿，头昏耳鸣，大便溏泄，小便清长，舌淡胖，苔薄白或嫩，脉沉细或细弱无力。

5　治疗

5.1　治疗原则

代谢综合征（MS）的发病过程“肥胖-MS-血管并发症”与《内经》描述的“肥

胖-脾瘅-消瘅、仆击、偏枯、痿厥”有类似特征，因此MS的治疗可归属脾瘅辨证论治范畴，其基本病机为“中满内热”。“中满”指中焦脾胃功能受损；“内热”主要指胃肠实热和肝胆湿热。饮食不节、过食肥甘是MS形成的首要原因，肥则碍胃、甘则滞脾，脾胃功能受损、气机失调、升降失常，食滞于中、津液失布，痰（浊）湿（瘀）内生，进而化热。临床治疗MS应早期干预、积极治疗。（中医治疗模式参见附录B）

5.2 分证论治

5.2.1 肝胃郁热证

治法：开郁清热。

方药：大柴胡汤（《伤寒论》）加减。柴胡、黄芩、半夏、枳实、白芍、大黄、生姜。

加减：痰湿加化橘红、陈皮、茯苓；膏脂秽浊蓄积加五谷虫、红曲、生山楂；瘀血内阻加水蛭粉、桃仁。

5.2.2 肝胆湿热证

治法：清肝利湿。

方药：龙胆泻肝汤（《太平惠民和剂局方》）加减。龙胆草、黄芩、栀子、泽泻、通草、车前子、当归、生地、柴胡、生甘草。

加减：肝胆实火较盛，去通草、车前子，加黄连；湿盛热轻，去黄芩、生地，加滑石、薏苡仁。

5.2.3 脾虚痰浊证

治法：健（运）脾化痰。

方药：六君子汤（《医学正传》）加减。人参、白术、茯苓、陈皮、半夏、炙甘草。

加减：呕吐、不思饮食加生姜、砂仁、木香；胸腹胀满加苍术、厚朴。

5.2.4 气滞湿阻证

治法：行气化湿。

方药：四逆散（《伤寒论》）合平胃散（《太平惠民和剂局方》）加减。柴胡、陈皮、赤芍、半夏、茯苓、厚朴、枳实、苍术、泽泻、荷叶、神曲。

加减：胃脘灼痛加生石膏、黄连；两胁灼热、胀痛加决明子、夏枯草；便秘加生大黄；兼有瘀血加丹参、郁金。

5.2.5 痰瘀互结证

治法：祛痰化瘀。

方药：二陈汤（《太平惠民和剂局方》）合桃红四物汤（《医宗金鉴》）加减。陈皮、半夏、茯苓、桃仁、红花、川芎、当归、赤芍、生地。

加减：眩晕加天麻、白术；胸闷加瓜蒌；大便黏滞加槟榔；胸中烦热、痞满胀痛，加黄连、半夏、瓜蒌。

5.2.6 气阴两（亏）虚证

治法：益气养阴。

方药：生脉散（《内外伤辨惑论》）合防己黄芪汤（《金匮要略》）加减。太子参、麦冬、五味子、黄精、山萸肉、黄芪、汉防己、白术、茯苓。

加减：纳差加陈皮、焦山楂、炒神曲；胃脘胀闷加苍术、厚朴；口干多饮加天花粉、知母。若见五心烦热，腰膝酸软，头晕耳鸣，口干口渴，大便干结等者可用知柏地黄汤（《症因脉治》）加减。

5.2.7 脾肾气虚证

治法：补脾益肾。

方药：四君子汤（《太平惠民和剂局方》）合右归丸（《景岳全书》）加减。党参、白术、茯苓、黄芪、山药、山萸肉、熟地、菟丝子、枸杞、肉桂。

加减：腰膝酸痛加炒杜仲、补骨脂；下肢水肿加茯苓皮、大腹皮；畏寒肢冷加桂枝、生姜。

附 录 A

（资料性附录）

代谢综合征诊断标准

在具有必备指标，且至少还具有其他指标中的任何两项可被诊断为代谢综合征：

必备指标：

中心性肥胖（不同种族腰围有各自的参考值，推荐中国人腰围切点：男性≥90cm；女性≥80cm）；

其他指标：

甘油三酯（TG）水平升高：>150mg/dl（1.7mmol/L），或已接受针对性治疗；

高密度脂蛋白-胆固醇（HDL-C）水平降低：男性<40mg/dl（0.9mmol/L），女性<50mg/dl（1.1mmol/L），或已接受针对性治疗；

血压升高：收缩压≥130或舒张压≥85mmHg，或已接受降压治疗或此前已被诊断为高血压；

空腹血糖（FPG）升高：FPG≥100mg/dl（5.6mmol/ L），或此前已被诊断为2型糖尿病。

如果 FPG≥100mg/dl（5.6mmol/L），强烈推荐进行口服葡萄糖耐量试验（OGTT），但是OGTT在诊断代谢综合征时并非必要。

[注：国际糖尿病联盟（IDF）2005年MS诊断标准]

附　录 B

（规范性附录）

代谢综合征中医防治模式

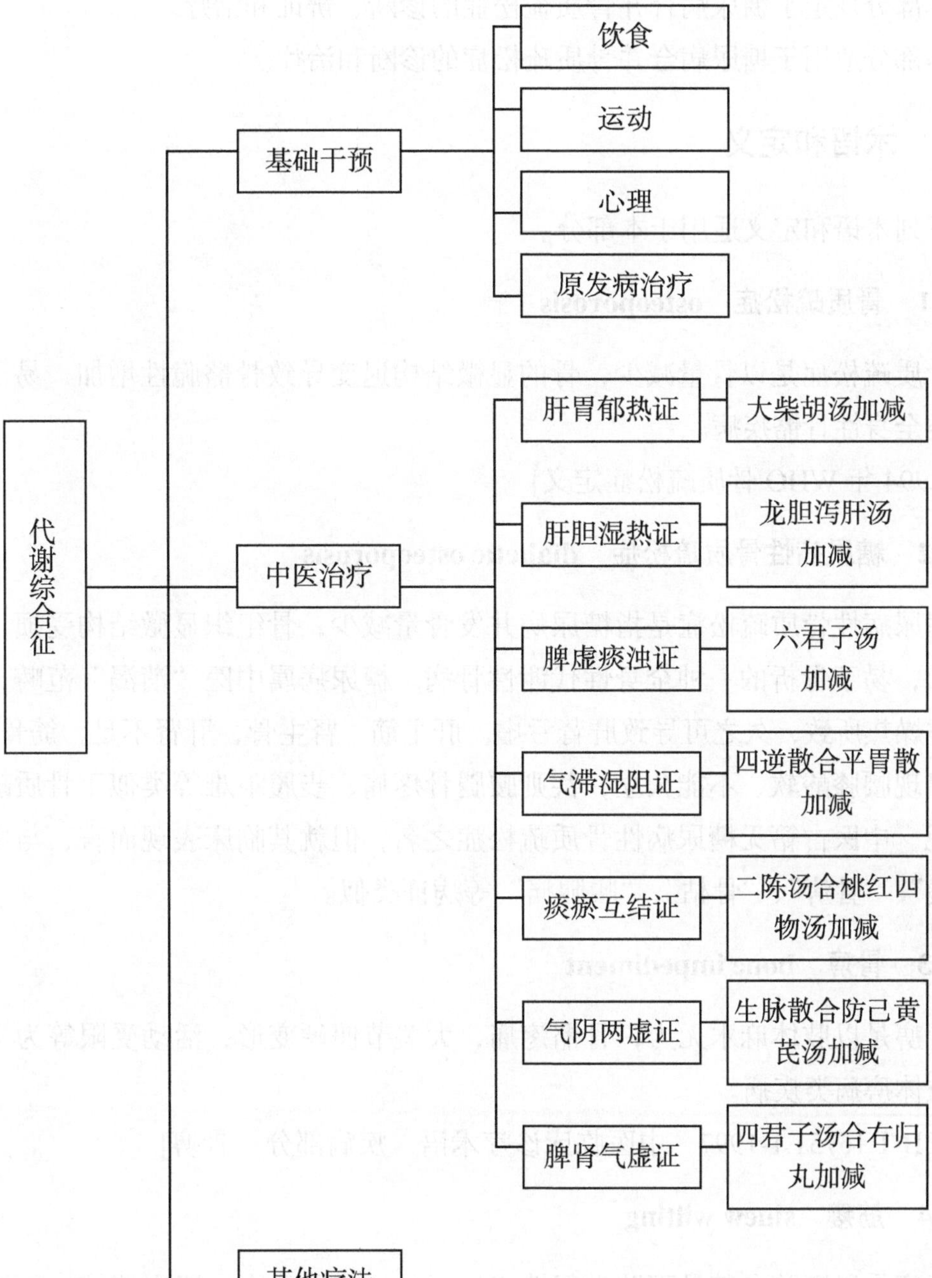

第 14 部分　糖尿病合并骨质疏松

1　范围

本部分规定了糖尿病合并骨质疏松症的诊断、辨证和治疗。

本部分适用于糖尿病合并骨质疏松症的诊断和治疗。

2　术语和定义

下列术语和定义适用于本部分。

2.1　骨质疏松症　osteoporosis

骨质疏松症是以骨量减少，骨的显微结构退变导致骨骼脆性增加，易于骨折的一类全身性骨骼疾病。

[1994 年 WHO 骨质疏松症定义]

2.2　糖尿病性骨质疏松症　diabetic osteoporosis

糖尿病性骨质疏松症是指糖尿病并发骨量减少，骨组织显微结构受损，骨脆性增加，易于骨折的一种全身性代谢性骨病。糖尿病属中医“消渴”范畴，主要由阴虚燥热所致，久之可导致肝肾亏虚。肝主筋、肾主骨，肝肾不足，筋骨失养，则可出现腰膝酸软、不能久立，甚则腰腿骨疼痛、步履艰难等类似于骨质疏松症的表现。中医古籍无糖尿病性骨质疏松症之名，但就其临床表现而言，与中医之“筋痿”、“骨痹”、“骨枯”、“腰腿痛”等病证类似。

2.3　骨痹　bone impediment

骨痹是以肢体麻木无力，骨骼疼痛，大关节僵硬变形，活动受限等为主要表现的肢体痹病类疾病。

[GB/T 16751.1-1997　中医临床诊疗术语　疾病部分　骨痹]

2.4　筋痿　sinew wilting

筋痿是以四肢尤其是下肢进行性麻痹不仁，痿弱无力，肌肉萎缩，不能随意运动为主要表现的肢体痿病类疾病。

[GB/T 16751.1-1997　中医临床诊疗术语　疾病部分　筋痿]

3　诊断

3.1　病史

有糖尿病病史。

3.2　临床表现（症状及体征）

疼痛，是最常见、最主要的症状。患者可有腰背酸痛或周身酸痛，持重物时疼痛加重或活动受限，严重时翻身、坐起及行走有困难。

身长缩短、驼背是最重要的临床体征。

骨折是最常见的并发症。其特点是在扭转身体、持重物、跌坐等日常活动中，没有较大外力作用的情况下可发生骨折。骨折发生的部位比较固定，好发部位为胸腰段椎体、桡骨远端、股骨上段、踝关节等。

3.3　理化检查

骨密度检查提示：骨质疏松。

（1）双能 X 线吸收法（DXA）是目前国际学术界公认的骨密度检查方法。

（2）常用的推荐测量部位是腰椎 1 ~ 4 和股骨颈。

（3）世界卫生组织（WHO）推荐的基于 DXA 测定值的骨质疏松症诊断标准：骨密度值低于同性别、同种族健康成人的骨峰值不足 1 个标准差属正常；降低 1 ~ 2.5 个标准差为骨量低下（骨量减少）；降低程度等于和大于 2.5 个标准差为骨质疏松；骨密度降低的程度符合骨质疏松的诊断标准，同时伴有一处或多处骨折时为严重骨质疏松。现在也通常用 T 值表示，即 T 值≥−1.0 为正常，−2.5 < T 值 < −1.0 为骨量减少，T 值≤−2.5 为骨质疏松。

3.4　鉴别诊断

3.4.1　骨痹

骨痹因风寒湿邪久羁，或年老体衰，骨失充养，骨质脆弱所致。以肢体麻木无力，骨骼疼痛，大关节僵硬变形，活动受限等为主要表现的肢体痹病类疾病。与筋痿鉴别的关键在于有无关节疼痛。骨痹日久，由于肢体关节疼痛，不能运动，肢体长期废用，故既有肢体肌肉萎缩无力，又伴有肌肉关节疼痛者，是为痿痹并病，可按病因病机特点，辨别孰轻孰重进行论治。

3.4.2　筋痿

筋痿多因禀赋不足，或后天失调，湿热痰浊阻滞，筋脉失养所致。以四肢尤其是下肢进行性麻痹不仁，痿弱无力，肌肉萎缩，不能随意运动为主要表现的肢体痿病类疾病。鉴别的关键在于有无关节疼痛，筋痿表现为肢体痿弱，羸瘦无力，行动艰难，甚至瘫软于床榻，但肢体关节多无疼痛，骨痹则关节疼痛突出。

3.4.3 偏枯

偏枯又称半身不遂。中风患者由于长期肢体关节不用，导致肢体肌肉出现失用性萎缩，也有关节疼痛等表现，但多为偏侧肢体，且有言语謇涩、口舌歪斜。与筋痿骨痹不难鉴别。

4 辨证

由于年老肾虚精亏，气血不足，或复因寒湿之邪侵袭，使气血凝滞，络脉不通，筋骨失养，导致“骨痹”、“筋痿”的发生。基本病机是由于本虚，其病位在骨与关节，其病性为本虚标实。首先要辨别虚实，分清标本。肾虚、脾虚、肝肾不足尤以肾虚为病之本，血瘀、湿浊、寒湿为病之标，初起时以实证或虚证多见，发病日久则多虚实夹杂之证。

4.1 肝肾亏损证

神疲乏力，腰背部疼痛，膝胫酸痛软弱，眩晕耳鸣，健忘，头脑空痛，性功能下降。舌红或淡，脉沉细或数。

4.2 阴阳两虚证

全身乏力，腰背部疼痛，痛有定处，或倦怠，腹胀，大便时溏，或形体消瘦，或肌肉松软。舌淡少津，脉细弱。

4.3 气滞血瘀证

腰背疼痛，无力，或肌肉关节刺痛，固定不移，活动不利，运动牵强；或身体沉重，胸胁疼痛；或关节肌肤紫暗、肿胀。舌质紫暗，苔白，脉细涩。

5 治疗

5.1 治疗原则

治疗应抓住“本虚标实、虚实夹杂”的特点，在饮食运动干预以及严格控制血糖、血压、血脂的基础上，以扶正祛邪为原则，注重补肾、健脾、养血、益精、生髓等固本之法，兼施散寒除湿、行气活血、祛瘀止痛等祛邪之法，标本兼顾。从肾入手是治疗本病的关键，但在补肾时要注意其病机演化，初起当以补益肝肾为主，随着病程的进展则宜阴阳双补。由于本病血流瘀滞贯穿始终，活血化瘀起

到重要作用。（中医治疗模式参见附录 A）

5.2　分证论治

5.2.1　肝肾亏损证

治法：滋补肝肾。

方药：壮骨丸（《丹溪心法》）加减。龟板、黄柏、知母、熟地、白芍、锁阳、陈皮、虎骨（用狗骨或牛骨代）、干姜。

加减：肾虚耳聋足痿甚，加紫河车；男子遗精、尿频加菟丝子、芡实。

5.2.2　阴阳两虚证

治法：滋阴补阳。

方药：龟鹿二仙膏（《成方切用》）合二仙汤（《中医方剂临床手册》）加减。鹿角、龟板、 太子参、枸杞、仙茅、仙灵脾、巴戟天、当归、黄柏、知母。

加减：关节疼痛拘急，加木瓜、鸡血藤，严重者加地龙、蜈蚣等虫类药。

5.2.3　气滞血瘀证

治法：理气活血，通络止痛。

方药：身痛逐瘀汤（《医林改错》）加减。秦艽、川芎、桃仁、红花、甘草、羌活、没药、当归、五灵脂、香附、牛膝、地龙。

加减：疼痛加用蜣螂、全蝎等。

5.3　中成药

中成药的选用必须适合该品种的证型，切忌盲目使用。建议选用无糖颗粒剂、胶囊剂、浓缩丸或片剂。

强骨胶囊，用于原发性骨质疏松症、骨量减少患者属肾阳虚证者，一次 3～4 粒，一日 3 次。

仙灵骨葆胶囊，用于肝肾不足，瘀血阻络所致骨质疏松症，一次 3 粒，一日 2 次。

5.4　针灸

需要在血糖控制较好，且无皮肤过敏、溃疡、水肿等的情况下使用针灸理疗，谨防针灸后感染。

针灸治疗以补肾健脾，温阳通脉为治疗原则；常用经脉是膀胱经、胃经、督脉；常用穴位是肾经、脾经及表里经穴位；以缓解疼痛为目的取穴多以疼痛好发部位局部取穴，配合循经取穴；治疗方法多样化，有针刺、艾灸、耳针等。

5.5 推拿

采用手法按摩，主要有滚、揉、按、摩、点、擦法。主要按摩腰背部肌肉及穴位，每天一次或隔天一次，10 天为 1 个疗程。注意老年骨质疏松患者受轻微外力可造成骨折，对骨质疏松症引起的腰腿痛，要以轻手法放松为主，主要以缓解症状为目的，切忌重手法扳动肢体及脊柱关节。按摩可以疏通经络、滑利关节、强筋壮骨、缓解疼痛，对骨质疏松有着独特的疗效。

5.6 外敷

以温经散寒，补肾活血，通络止痛的中药外敷，通过药物渗透和物理加温的作用可改善循环，促进组织修复并止痛。

附　录　A

（规范性附录）

糖尿病合并骨质疏松的中医治疗模式

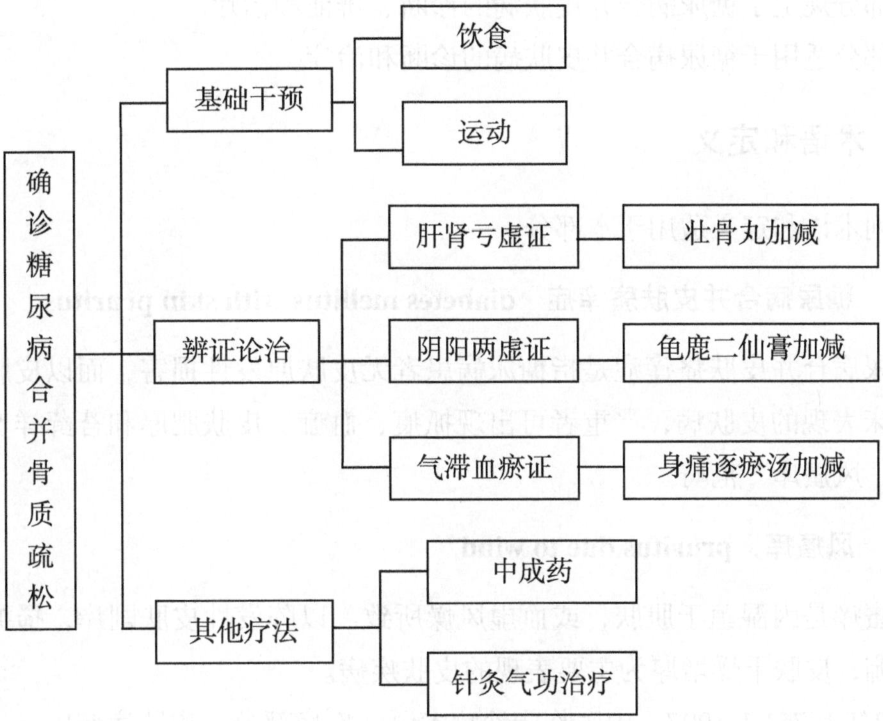

第 15 部分　糖尿病合并皮肤病

1　范围

本部分规定了糖尿病合并皮肤病的诊断、辨证和治疗。

本部分适用于糖尿病合并皮肤病的诊断和治疗。

2　术语和定义

下列术语和定义适用于本部分。

2.1　糖尿病合并皮肤瘙痒症　diabetes mellitus with skin pruritus

糖尿病合并皮肤瘙痒症是指糖尿病患者无皮肤原发性损害，而以皮肤瘙痒为主要临床表现的皮肤病，严重者可出现抓痕、血痂、皮肤肥厚和苔藓样变。该病属中医“风瘙痒”范畴。

2.2　风瘙痒　pruritus due to wind

风瘙痒是因湿蕴于肌肤，或血虚风燥所致。以阵发性皮肤剧痒，搔抓形成抓痕、血痂，皮肤干燥增厚为主要表现的皮肤疾病。

[GB/T 16751.1-1997　中医临床诊疗术语　疾病部分　皮肤病变]

2.3　糖尿病合并手足癣　diabetes mellitus with tinea pedis and tinea manus

糖尿病患者手掌和指间皮肤发生癣菌感染，称为糖尿病手癣；若皮肤癣菌感染发生于足趾部或趾间，称为足癣。糖尿病手癣、足癣分别归属于中医“鹅掌风”及“脚湿气”范畴。

2.4　鹅掌风　goose-web wind

鹅掌风是因风湿蕴肤，或血虚风燥所致。以手掌水疱脱屑、粗糙、变厚、干燥皲裂，自觉痒痛为主要表现的癣病类疾病。

[GB/T 16751.1-1997　中医临床诊疗术语　疾病部分　皮肤病变]

2.5　脚湿气　tinea manuum

脚湿气是因湿热下注，或血虚风燥，兼感邪毒所致。以足丫水疱、浸渍糜烂，自觉剧痒为主要表现的癣病类疾病。

[GB/T 16751.1-1997　中医临床诊疗术语　疾病部分　皮肤病变]

2.6　糖尿病性大疱病　diabetic bullosis disease

糖尿病性大疱病是糖尿病患者特有的皮肤病变，多发生于肢端，往往为自发性发生，呈紧张性清晰的水疱，有时可见血疱，多数可自愈。归属于中医“天疱疮”范畴。

2.7　天疱疮　pemphigus

天疱疮是一类重症的皮肤病。特征为薄壁、易于破裂的大疱，组织病理为棘松解所致的表皮内水疱，有特征性的免疫学所见，为一种自身免疫性疾病。

[GB/T 16751.1-1997　中医临床诊疗术语　疾病部分　皮肤病变]

3　诊断

3.1　糖尿病合并皮肤瘙痒症的诊断

3.1.1　病史

有糖尿病病史。

3.1.2　症状

糖尿病患者自觉皮肤瘙痒，呈发作性，无原发性皮肤损害。

3.1.3　体征

瘙痒较严重时可见皮肤抓痕、血痂、皮肤肥厚、苔藓样变、色素沉着等。

3.2　糖尿病合并手足癣的诊断

3.2.1　病史

有糖尿病病史。

3.2.2　症状

糖尿病手癣和足癣的临床表现基本相似，但手癣多局限于一侧，足癣多为双侧。

3.2.3　体征

手、足部出现瘙痒、脱屑、糜烂、肥厚、皲裂等表现。

3.2.4　理化检查

取水疱的疱壁或鳞屑直接镜检，可查出真菌。

3.3 糖尿病性大疱病的诊断

3.3.1 病史

有糖尿病病史。

3.3.2 症状

最常发生于四肢，尤其是四肢指（趾）远端、手背、足背，甚至前臂、膝以及胸腹等。多在不知不觉中突然发生，无痛、无任何不适。大疱很浅表，无炎症，有的吸收自愈不留瘢痕，亦有破溃感染者。

3.3.3 体征

糖尿病性大疱病的大水疱多呈单房性，其直径可达 1.0～2.0cm，多数小水疱常呈簇集发生；有时大小水疱参杂，密集出现。疱壁薄，内含清澈透明的浆液。

3.4 鉴别诊断

3.4.1 风瘙痒鉴别

3.4.1.1 瘾疹

突然发生，皮疹为大小不一的风团，色红或白，迅速出现，消退亦快，消退后不留任何痕迹。

3.4.1.2 中药毒

有用药史，发病有一定的潜伏期，皮疹大小不一，形态各异，色泽鲜明，多为泛发，停用药后，皮疹逐渐消失。

3.4.2 手癣鉴别

3.4.2.1 掌心风

冬季发病，但开始为红斑、丘疹，水疱如粟，痂皮叠起，皮干皲裂，形似钱币，局限固定，常年难愈，反复发作。

3.4.2.2 田螺疱

田螺泡对称性发生于手指侧缘，为表皮深处的菜子至黄豆大小的圆形水疱，周围无红晕，内含清澈浆液或可变混浊，水疱可以融合成大疱，一般不自行破裂，干后形成脱屑，一般在 1～2 个月内可自愈，易反复，夏天多见。

3.4.2.3 汗疱疹

汗疱疹的发生有明显的季节性，多于春夏之交发病，入冬自愈，主要见于青年人。皮损也是对称分布，以水疱为主，成批发作，可见于手掌面、指侧面和指端，水疱干涸后脱皮，露出新生皮肤，常伴有不同程度的痒感和灼热感。本病发生与出汗不良或过敏反应有一定关系，损害处真菌检查为阴性。

3.4.3　足癣与湿疹鉴别

湿疹多发生在手掌心，且双手对称。皮损呈多形态，可见丘疹、水疱、糜烂、渗液和结痂等同时存在，常以其中 2 ~ 3 种为主。病情变化与季节关系密切，与饮食和休息也有一定关联。如果双手掌接触水和肥皂等刺激会加重损害。真菌检查为阴性。

3.4.4　糖尿病性皮肤大疱病与寻常性天疱疮鉴别

寻常性天疱疮患者无糖尿病史，水疱常发于全身皮肤、口腔和受压摩擦处，疱液先清亮，后变浑浊或呈血性。局部皮肤瘙痒灼痛，全身有畏寒发热。疱壁破溃后形成溃烂面，不易愈合。直接、间接免疫学检查为阳性。

4　辨证

4.1　风热郁滞肌肤证

突起风团、丘疹、瘙痒、灼热等，周身皮肤瘙痒剧烈，病情缠绵，皮肤肥厚呈苔藓样变，舌红苔薄黄，脉弦细。

4.2　血热动风证

手足瘾　，皮肤焮红瘙痒，剧者搔破后可有血痕，受热痒增，遇冷痒减，伴有口干、心烦，夏季高发，舌红苔薄黄，脉滑数。

4.3　阴虚血燥证

皮肤干涩，瘙痒，抓痕，血痕满布，舌红苔薄或少，脉弦细。

4.4　下焦湿热证

小便淋漓灼痛，皮肤瘙痒，好发于下身，舌红苔白腻或薄黄腻，脉弦滑。

4.5　瘀血内阻证

局部出现青紫肿块、疼痛拒按，皮肤瘙痒剧烈，抓破后乌血流溢，皮疹呈暗红色，散布全身，或凝聚结块，或融合成片，舌质暗，苔薄，脉细涩。

5　治疗（参见附录 A）

5.1　糖尿病合并皮肤瘙痒症治疗

5.1.1　治疗原则

皮肤瘙痒症多由外风、内风和瘀血引起，治宜消风活血为主。

5.1.2　分证论治

5.1.2.1　风热郁滞肌肤证

治法：解表清热，搜风止痒。

方药：乌蛇祛风汤（《朱仁康临床经验集》）加减。乌蛇、蝉衣、荆芥、防风、羌活、白芷、黄连、黄芩、金银花、连翘、甘草。

5.1.2.2　血热动风证

治法：凉血清热，消风止痒。

方药：止痒熄风汤（《朱仁康临床经验集》）加减。生地、丹皮、赤芍、丹参、玄参、白鲜皮、煅龙骨、煅牡蛎、白蒺藜、生甘草。

5.1.2.3　阴虚血燥证

治法：养血润燥，消风止痒。

方药：当归饮子（《证治准绳》）加减。当归、白芍、生地、白蒺藜、荆芥、何首乌、黄芪、甘草。

5.1.2.4　下焦湿热证

治法：清热祛湿，消风止痒。

方药：龙胆泻肝汤（《兰室秘藏》）加减。龙胆草、黄芩、栀子、泽泻、木通、车前子、生地、当归、柴胡、生甘草。

5.1.2.5　瘀血内阻证

治法：活血化瘀，消风止痒。

方药：桃红四物汤（《医宗金鉴》）加减。当归尾、赤芍、川芎、红花、桃仁、荆芥、蝉蜕、白蒺藜、三棱、莪术、甘草。

5.1.3　穴位注射

对外阴瘙痒者，可取会阴、双侧血海、肝俞，用异丙嗪做穴位封闭。

5.1.4　外治法

苦参酒：苦参、百部、野菊花、凤眼草、樟脑。将前四种药装入大口瓶内，加入酒精（或白酒）5000ml 泡 7 天后去渣，加樟脑溶化后备用。用毛笔刷外涂。

女性二阴瘙痒，外用苦参、蛇床子、石榴皮、明矾。水煎，洗患处。

5.2　糖尿病合并手足癣治疗

5.2.1　治疗原则

本病以祛除湿毒，杀虫润肤止痒为主。常以外用药物治疗，病情较重，瘙痒渗出时可采用内服药治疗。

5.2.2　分证论治

5.2.2.1　湿热毒蕴证

治法：清热燥湿，疏风止痒。

方药：内服经验方（《治疗鹅掌风一得》）加减。苦参、白鲜皮、白蒺藜、紫花地丁、蒲公英、黄柏、乌蛇、当归、赤芍、丹皮。

5.2.2.2　血虚风燥证

治法：养血润燥，消风止痒。

方药：当归饮子（《证治准绳》）加减。当归、白芍、生地、白蒺藜、荆芥、何首乌、黄芪、甘草。

5.2.3　外用醋泡方（《朱仁康临床经验集》）加减

处方：荆芥、红花、地骨皮、皂角、大枫子、白矾。

用法：上药用米醋放盆中泡 3 ~ 5 天后备用。每日晚将手浸泡半小时，每剂药可连用 2 周。

5.2.4　手癣外洗方

处方：苦参、椒目、土荆皮、蛇床子、蝉蜕、白矾、食醋。

用法：除食醋外，其药物先浸泡 30 分钟，煎 1 小时，去渣后，加入食醋，待药液温后泡手 30 分钟，日 2 ~ 3 次，手干后，用紫皮大蒜切成断面，涂抹患处，每剂用 4 天，7 天为 1 个疗程。

5.2.5　足癣外洗方

处方：荆芥、防风、红花、五加皮、地骨皮、大枫子、白矾、皂角、米醋。

用法：上药加米醋，浸泡 24 小时，然后用药液浸泡患足，每日 1 次，每次 30 分钟，每剂可连续使用 5 天，浸泡后均用清水洗净患足。

5.3　糖尿病性大疱病治疗

5.3.1　治疗原则

对糖尿病进行整体治疗，控制血糖，是控制糖尿病性大疱病的基本措施。轻度糖尿病性大疱病可自行吸收自愈，但仍要注意保护创面，防止感染；对严重的糖尿病性大疱病，应在严密无菌条件下，吸出疱内液体，实行无菌包扎；同时进行改善皮肤微循环和周围神经损害的治疗。

5.3.2　分证论治

5.3.2.1　热毒蕴结证

治法：凉血清热，利湿解毒。

方药：犀角地黄汤（《备急千金要方》）加减。生地、赤芍、丹皮、金银花、连翘、栀子、黄芩、黄柏、生石膏、白鲜皮、地肤子、土茯苓、甘草。

5.3.2.2　湿热壅滞证

治法：清火健脾，利湿解毒。

方药：除湿胃苓汤（《医宗金鉴》）加减。黄连、苍术、白术、猪苓、茯苓、赤小豆、茵陈、芡实、蒲公英、车前子、淮山药、生甘草。

5.3.3　外治法

金银花 30g，地榆 30g，野菊花 15g，秦皮 15g。煎水外洗患部，每日 1 次。

金银花 120g，地榆 120g，苦参 120g，九里明 120g，黄柏 120g，飞扬草 120g。煎水药浴。

青黛散麻油调擦。

滑石粉，绿豆粉，研末混匀外扑，每日 2 次。

5.3.4　针刺疗法

选穴：①大椎、身柱、灵台、曲池、外关、太溪、太白；②风池、风门、肺俞、膈俞、脾俞、委中；③印堂、承浆、中脘、气海、天枢、足三里、三阴交、中冲、隐白。

方法：先穴 1 组，每日 1 次，留针 30 分钟，20 次为 1 个疗程。

附　录　A

（规范性附录）

糖尿病合并皮肤病变的中医治疗模式

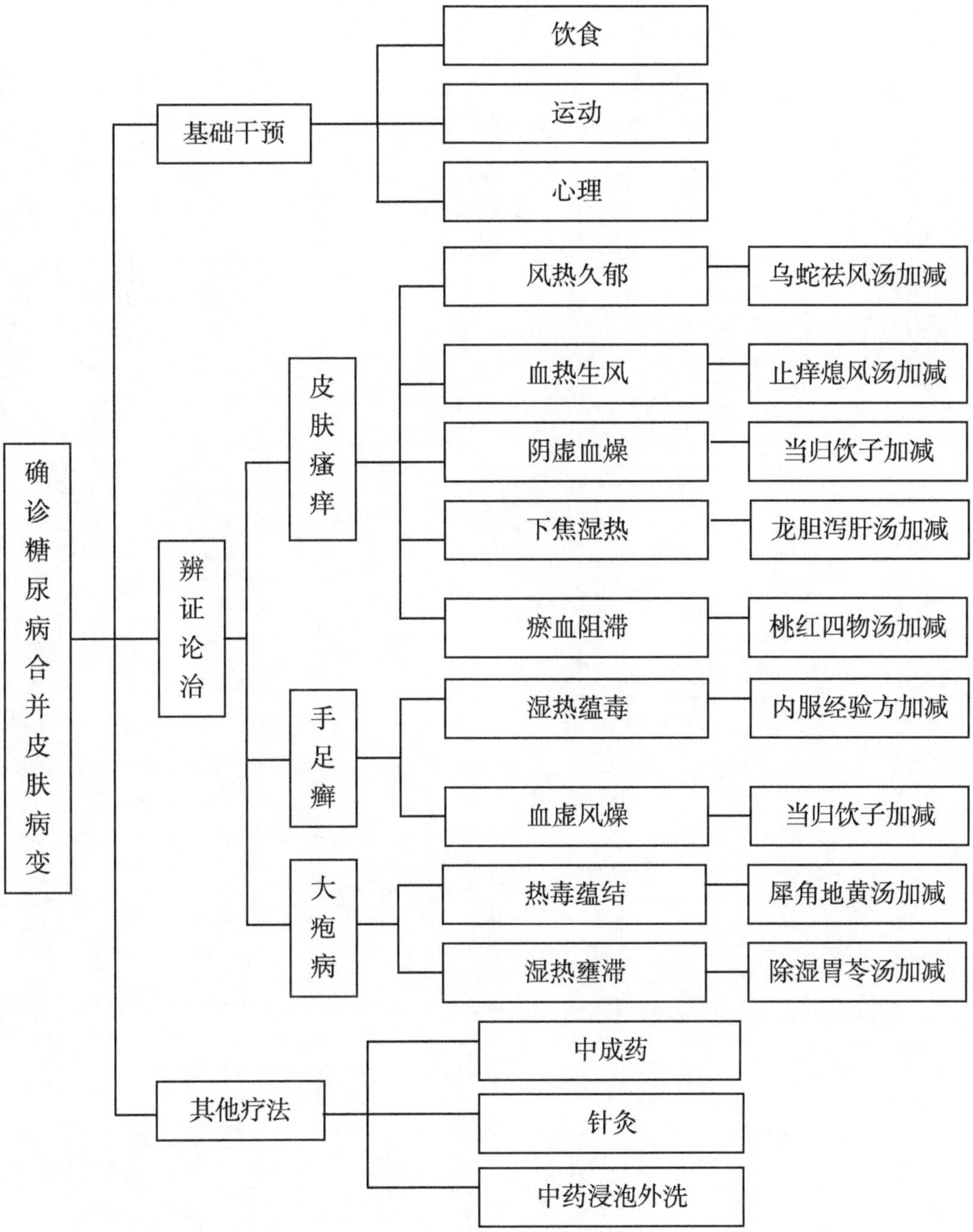